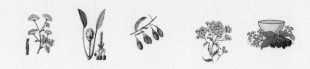

동의보감에서 쏙쏙 뽑은

허준할매 건강 솔루션

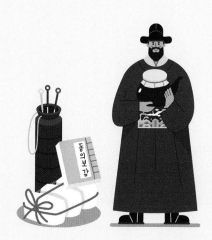

유튜브 채널 '허준할매 건강TV'

동의보감에서 쏙쏙 뽑은
허준할매 건강 솔루션

초판 1쇄 발행 2020년 10월 1일
초판 2쇄 발행 2021년 5월 1일

지 은 이 최정원
발 행 인 권선복
사진모델 하호정·한상호
편 집 한영미
디 자 인 최새롬
전 자 책 서보미
발 행 처 도서출판 행복에너지
출판등록 제315-2011-000035호
주 소 (157-010) 서울특별시 강서구 화곡로 232
전 화 0505-613-6133
팩 스 0303-0799-1560
홈페이지 www.happybook.or.kr
이 메 일 ksbdata@daum.net

값 25,000원
ISBN 979-11-5602-838-3 93510

Copyright ⓒ 최정원, 2020

도서출판 행복에너지는 독자 여러분의 아이디어와 원고 투고를 기다립니다. 책으로 만들기를 원하는 콘텐츠가 있으신 분은 이메일이나 홈페이지를 통해 간단한 기획서와 기획의도, 연락처 등을 보내주십시오. 행복에너지의 문은 언제나 활짝 열려 있습니다.

동의보감에서 쏙쏙 뽑은

허준할매 건강 솔루션

최정원 지음

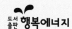
도서
출판 행복에너지

추천사

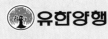

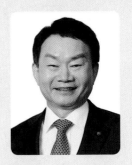

박종현 유한양행 부사장

"얼굴에 '풍기(風氣)'가 있어 보입니다." 몇 년 전 최 박사가 사업 상담을 마치고 나서 불쑥 나한테 던진 말이었다. 이윽고 들려오는 말, "혈색에서 '풍'의 조짐이 보이니 미리 예방하는 것이 좋겠습니다"였다.

최 박사가 다시 맥을 짚고 정밀하게 진단하여 써준 처방전을 가지고 경동시장으로 가서 한약 재료를 구입하여 환약을 만들어 복용하였는데, 그 이후 '풍기' 이야기는 다시 듣지 않게 되었다.

최정원 박사는 세계 최초로 '무통채혈침' 기술을 개발하였고, 우리 회사와 협업 가능성을 타진하기 위해 방문하였을 때 처음으로 알게 되었다. 한의사로서의 자부심, 자신감 그리고 열정이 몸에 배어 있는 분이었다. 또한 현재 무통채혈기술을 적용한 한방채혈기, 당뇨전용채혈기, 코로나-19 감염진단KIT용 채혈기 등의 기술 특허를 취득해 국내외 제품 출시를 앞두고 있다고 한다.

유튜브에서 선풍을 일으키고 있는 <허준할매 건강TV>를 볼 때마다 참 고운 분께서 참 품격 있게 한의학, 한방지식을 시청자에게 전달하고 있다는 느낌을 받았다.

앞으로도 <허준할매 건강TV>와 책 『동의보감에서 쏙쏙 뽑은 허준할매 건강 솔루션』을 통해서 계속 최 박사의 열정과 건강의 지혜를 본받고 싶다.

추천사

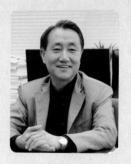

MIDAS

이형우 마이다스아이티 CHO(Chief Human&Happiness Officer)

회사를 경영하면서 저는 삶이란 나에서 우리로, 우리에서 세상으로 나를 넓혀가는 과정(過程)이며, 이기(利己)에서 이타(利他)로 가는 덕정(德程)이라고 생각해 왔습니다.

나의 이기에서 우리를 위한 가치로, 세상을 향한 이타로 사랑을 키워가는 것이 인생이라는 그릇에 진정한 삶을 담을 수 있는 우리의 자세인 것 같습니다.

국민건강 증진이라는 사명감과 "한 사람의 생명은 곧 우주 전체처럼 귀하다"는 최정원 박사님의 신념은, '자연의 결대로 사람을 키워서 세상의 행복을 돕는다'라는 '자연주의 인본경영'을 추구하는 저희 회사의 경영철학과도 그 맥을 같이합니다.

인간이 행복을 추구하는 데 필요한 역량을 행복역량이라고 정의하며, 심신역량, 성과역량, 가치역량으로 구분할 수 있습니다. 이 중 심신역량은 건강한 신체와 온전한 정신으로 행복의 기반인 동시에 역량을 발현하는 기초가 되는 가장 중요한 역량입니다.

최정원 박사님은 한의학으로써 심신역량을 키우고 올바르게 발현시킴으로써 인간의 행복을 돕는 뜻깊은 일에 정진하시는 것 같습니다. 코로나19로 우리의 건강을 다시 한번 생각해 보는 이때에 꼭 필요한 책 『동의보감에서 쏙쏙 뽑은 허준할매 건강 솔루션』의 출간을 축하드립니다.

추천사

김용호 (사)농어촌산업유통진흥원 회장 경영학박사

한의학에서는 우리 주위에 흔한 식물들과 매일 먹는 음식이 약이 된다고 합니다. 다만, 어떤 사람에게는 약이 되는 음식이 다른 사람들에게는 해가 되는 경우가 있다니 잘 알아서 섭취를 해야 되겠습니다.

최정원 한의학 박사님의 유튜브 채널 <허준할매 건강TV>는 1년도 안 되어 구독자가 50만 명을 넘어섰습니다. 경험에 기반하여 재미있고 유익한 강의를 해주시니 여러분들의 사랑을 받으시나 봅니다.

특히 회갑이 넘어서 유튜버에 도전하신 최 박사님의 열정에 존경과 경의를 보냅니다. 이는 100세 시대를 사는 중장년은 물론 젊은이들에게도 또 하나의 귀감이 될 것입니다.

저 역시 <허준할매 건강TV>를 통해 생활 속에서 실천할 수 있는 유용한 건강 상식을 얻고 있었는데, 이를 모아서 보기 쉽게 책으로 내놓으신다니 너무 반갑고 감사합니다.

많은 분들이 가정의 상비약처럼 이 책 『동의보감에서 쏙쏙 뽑은 허준할매 건강 솔루션』을 곁에 두고 실천해 간다면, 본인은 물론 가족들의 건강수명도 늘어나고 행복이 배가되리라 믿습니다.

추천사

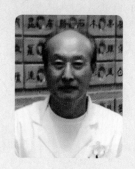

송종호 한의사/춘생당 한의원

최정원 한의학 박사는 제가 가장 아끼는 후배 중의 한 명입니다

한의대 시절에는 학생회장으로, 한방바이오연구소에서는 한약재 과학화로, 세계 최초로 무통채혈침 개발 성공자로 종횡무진 활동하더니, 이번엔 생활 속 실용 한의서를 출간하게 되었습니다.

세계보건기구(WHO)는 '국제질병사인분류(ICD)' 제11차 개정판에 '전통의학' 분야를 새로 포함시킬 예정이라고 합니다. 세계 의료계의 중심에 한의학이 있습니다.

현재 세계 의료의 중심은 사후적 치료에서 예방의학 중심으로 빠르게 변화하고 있습니다.

이런 시점에 최정원 박사의 『동의보감에서 쏙쏙 뽑은 허준할매 건강 솔루션』 책이 출간되는 것은 매우 의미 있고 가치 있는 일입니다. 본서는 한의학적 원리를 바탕으로 하면서도 누구나 이해하기 쉽고, 실생활에 적용할 수 있도록 하였고, 특히 질병 예방법에도 비중을 두어 생활 속 건강지침서로서의 손색이 없을 것입니다.

모쪼록 여러분의 건강 길라잡이가 되길 빌며 아울러 독자 여러분의 건강과 행복을 빕니다.

추천사

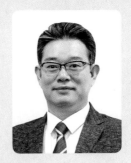

㈜239BIO

이삼구 박사/현 ㈜239바이오 대표이사
/전 ISO(국제표준화기구) TC23 대한민국 대표

의학의 아버지 히포크라테스의 "음식이 약이 될 것이고, 약이 음식이 될 것이다"라는 말이 있습니다. 우리에게도 "약과 음식은 그 근본이 동일하다"는 '약식동원(藥食同源)'이 잘 알려져 있습니다.

이번에 출간하신 책『동의보감에서 쏙쏙 뽑은 허준할매 건강 솔루션』과 최근 50만 명의 유튜브 구독자를 달성하신 <허준할매 건강TV>는 수많은 종류의 질병과 난치성 희귀병을 가지고 살아가는 현대인들과 일반 대중들에게 가정상비약처럼 다가가리라 확신합니다.

특히, 세계최초로 '무통채혈침'을 연구하시고 세계특허 등록까지 하신 열정과 노력에 경의를 표합니다. 하루에도 혈당 체크를 위해 따끔한 침을 대여섯 차례씩 찔러야 하는 당뇨환자들에게 최 박사님이 연구하신 무통채혈침은 큰 위안이 될 것이 분명합니다.

『동의보감에서 쏙쏙 뽑은 허준할매 건강 솔루션』 책이 널리 보급되어 읽혀지고, 향후 100만 명 이상의 유튜브 구독자들이 줄을 이으며, 무통채혈침이 전 세계로 퍼져 K-바이오의 위상이 한층 높아지리라 확신하며, 최정원 박사님의 끊임없는 도전과 열정의 결과에 큰 박수를 드립니다.

추천사

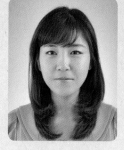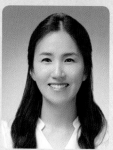

저자의 딸 **하호임**. **하호정**

우리 자매는 최정원 박사님을 어머니, 스승님, 도반, 허준할매라 부릅니다.

어머니께서는 매 순간을 불처럼 뜨거운 열정으로 사셨고, 때로는 깊고 유연한 물처럼 사셨습니다. 당신은 본인의 인생이 "운이 좋았다"고 겸손하게 말씀하시지만 결코 아니었음을 우리는 잘 압니다. 녹록지 않은 환경에서도 늘 스스로의 성장을 멈추지 않으셨고, 삶을 충실하게 사는 모습을 몸소 보여주셨습니다.

우리에겐 흙처럼 부드러우면서도, 쇠처럼 단호하고, 큰 나무처럼 기댈 수 있는 든든한 버팀목이 되어주셨습니다.

종종 어머니께선 말씀하십니다. "의사의 가장 큰 덕목은 실력이 아니라 환자에 대한 측은지심과 사랑이다"라구요.

유튜브 채널 <허준할매 건강TV>를 통해서 그 철학을 실천하고 계신 것을 보면 저절로 존경심이 생깁니다. 50만 구독자와 4,000만 누적 조회 수를 이루신 비결은 어머니만의 고유한 스토리와 진정성 있는 콘텐츠를 시청자들께서 인정해 주시고 응원해 주신 덕분이라고 생각합니다.

이 책 『동의보감에서 쏙쏙 뽑은 허준할매 건강 솔루션』도 친근하고 재밌는 생활 속 한방의학서로서, 독자님들 가정에 건강길라잡이가 되기를 희망해 봅니다.

서문

필자는 그동안 유튜브 채널 〈허준할매 건강TV〉를 통해서 현대인들이 흔히 겪고 있는 질병 완화 및 개선을 위한 올바른 약재 사용법, 지압법, 뜸법을 강의해 왔습니다.

필자가 올리는 강의 동영상이 한 사람의 병든 생명을 구한다면 그것은 곧 우주 전체를 구하는 것이라는 신념으로 강의를 하였습니다. 한 사람의 생명은 곧 우주 전체처럼 귀하고 귀하기 때문입니다.

또한 한방약재, 천연약초, 자연식품 등에 대한 효능, 부작용, 올바른 사용 방법을 누구나 쉽게 실생활에 적용할 수 있도록 이해하기 쉽고, 재밌게 전달하고자 하였습니다.

저의 진정성을 알아주고 응원해 주신 시청자와 구독자 덕분에 유튜브 강의를 시작한 지 1년여 되는 현재 구독자가 50만 명을 넘어섰습니다.

여러분께서도 상의(上醫), 중의(中醫), 하의(下醫)라는 말을 들어 보셨을 겁니다. 춘추전국시대 위나라 문왕과 전설적인 명의 편작의 대화에서 유래된 말이지요.

상의는 병이 나타나기 전에 찰색과 음성 등으로 이미 닥쳐올 병을 미리 알아 예방하게 하고, 중의는 병이 오는 초기에 알아내어 치료하며, 하의는 병이 깊어진 후에야 비로소 병인 줄 알게 되어 치료한다는 뜻이 담긴 말입니다.

이 일화에는 질병의 예방이 치료보다 더 중요하다는 의미가 담겨 있기도 합니다.

질병을 미리 예방할 수 있는 주체는 의사가 아니라 본인 스스로입니다. 발병한 뒤에도 병을 고치는 것은 역시 의사가 아니라 본인 스스로입니다. 의사는 다만 도울 뿐입니다. 따라서 필자는 이 책을 통해 독자 여러분께서 본인과 가족의 건강을 스스로 지킬 수 있는 방법을 소개하고자 하였습니다.

우리 속담에 "선무당이 사람 잡는다"는 말이 있습니다. 한약재를 사용하는 것도 이치가 이와 다르지 않습니다.

제대로 알고 올바르게 사용하면 약이 되지만 어설프게 알고 사용하면 오히려 독이 됩니다. 한의학에서는 약재를 배합할 때에 음양, 오행, 군신좌사 배합비를 중요하게 여깁니다. 배합 약재들의 역할과 약재와 약재 간의 조화를 말하는 것으로, 조화를 이루지 못한 처방은 종종 부작용을 유발하게 됩니다.

그럼에도 많은 분들께서 한약재에 대한 단편적인 지식으로 오용하는 사례가 빈번합니다.

또한 질병을 치료하거나 개선시키려면 그 질병의 원인이 무엇인지를 정확히 파악해서 원인부터 제거해야 하는데, 성급히 치료 방법만 찾는 분들이 있습니다.

한방치료의 근본 원리는 질병에 대한 원인 규명과 제거라 해도 과언이 아닐 것입니다.

따라서 필자는 본 책에서 다루어지는 질병들에 대해서 되도록 원인이 무엇인지를 소상히 밝히고자 하였으며, 질병 개선에 도움이 될 수 있는 약재들을 소개할 때에는 음양, 오행, 군신좌사 배합비에 충실하고자 하였습니다.

이 책은 현대인들이 겪는 중요 질병을 남성편, 여성편, 노인편, 어린이·청소년편, 이슈 질병편, 식품편으로 분류하여 해당되는 질병을 쉽게 찾아볼 수 있도록 하였습니다.

또한 질병별로 개선에 도움이 되는 약재사용법, 뜸법, 지압법을 안내하였습니다.

약재는 주로 『동의보감』에서 사용되었거나 우리 주변에서 흔하지만 효능은 우수한 약재들을 소개하였습니다. 이 책이 독자 여러분의 건강 길라잡이가 되어, 실생활에 쉽게 적용할 수 있었으면 하는 바람입니다.

마지막으로 이 책이 발간되도록 힘써 주신 열정과 창의의 아이콘 도서출판 행복에너지 권선복 대표님께 감사드립니다. 또한 한영미 작가님, 최새롬 디자이너님께도 감사의 말씀을 드립니다.

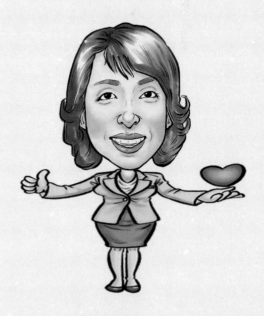

목 차

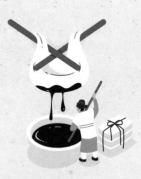

제1장

남성에게 좋은 약초

제2장

여성에게 좋은 약초

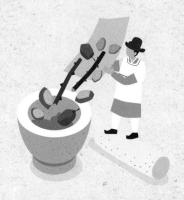

제3장

중·노년에게 좋은 약초

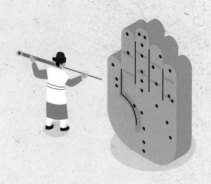

제4장

어린이·청소년에게 좋은 약초

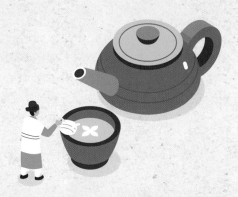

제5장

질병별 효능 약초

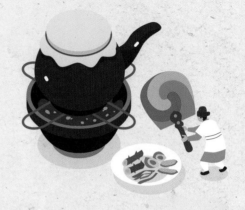

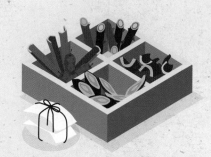

제6장

약이 되는 식품

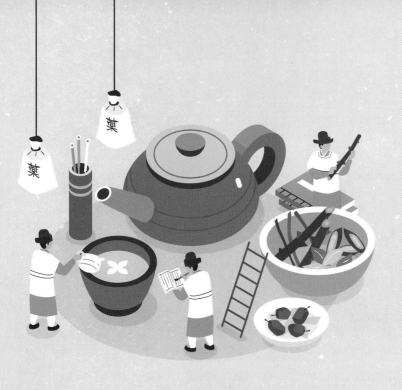

제1장

남성에게 좋은 약초

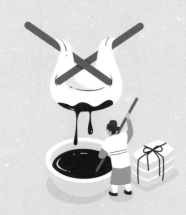

01

두드려만 주면 정력 불끈
(정력증강 혈자리 지압법)

옛날에는 장가가는 첫날 새신랑한테 치르는 의식이 있었다.

'신랑 다뤄먹기', '신랑달기' 혹은 '장가턱'이라고 하는 일종의 놀이와 의식이 혼합된 문화였다. 한자로는 '동상례(東廂禮)'라고 하는데, 그 유래는 조선시대부터 전해져 왔다고 한다.

새신랑을 대들보 같은 곳에 매달아 놓고, 발바닥을 다듬이방망이로 내려 치면서 짓궂은 질문을 한다.

"첫날밤 치른 소감이 어떻더냐?"

"이 집에 들어올 때 문전엔 숲이 우거졌더냐? 안방이 깊숙하더냐 얕더냐? 샘물이 많더냐 말랐더냐? 집은 새집이더냐 헌 집이더냐? 쉽게 들어갔느냐 애를 먹었느냐?" 하면서 발바닥을 때린다.

이때 때리는 곳이 바로 '용천'이라는 혈자리다. 용천혈을 꾸준히 자극해 주면 정력이 콸콸 샘솟게 되는 것이다.

따라서 '신랑다루기'는 결혼에 대한 축복이며, 새신랑의 왕성한 성생활로 다산을 기원하는 성인식 같은 것이었다.

자, 그럼 용천혈을 비롯하여 정력증강에 효능 좋은 혈자리들과 지압방법에 대해 알아보자.

□ 정력증강 주요 혈의 효능

◆ 용천혈(涌泉穴)

주요 효능으로는 신장을 강화시켜 발기부전, 조루, 몽정, 활정, 전립선비대 및 여성 자궁냉증, 여성 질건조증, 여성 불감증 등을 치료한다.

용천(涌泉)이란 '샘물이 솟아오른다'는 뜻으로 신장의 기운이 콸콸 용솟음치게 하는 것이다. 신장은 인체의 수분대사를 조절하는 원천이 되는 곳이고, 정력 강화의 수원지 같은 곳이다. 그래서 정력강화의 넘버원 혈이 된 것이다.

◆ 태계혈(太谿穴)

신장의 음액, 양기, 정액을 길러주어 발기부전, 조루, 유정, 활정, 빈뇨, 허리병, 이명, 이농, 인후통, 치통, 허리통증, 여성 질건조증, 생리불순 등을 치료하는 혈이다.

◆ 관원혈(關元穴)

단전호흡, 명상호흡, 신선호흡 등으로 수련할 때 하단전으로 호흡을 보내고 기를 모아들이는데, 이것을 '培腎固本(배신고본) 補氣會陽(보기회양)' 한다고 한다. 신장의 기능을 증가시켜 근본을 견고하게 하고 원기를 증가시키며 陽氣(양기)를 회복시킨다는 뜻이다.

관원혈을 수시로 자극해 주면 발기부전, 조루, 유정, 활정, 빈뇨, 하복냉통, 자궁냉증, 소변불통, 탈항 등을 치료하는 효능이 있다.

◆ 백회혈(百會穴)

7개의 양경락이 백회혈에 모였다 전신으로 통하므로, 양기 부족의 만능 혈자리이며, 양기의 사령탑 역할을 하는 혈이다.

백회혈을 지압하면 무력해진 몸의 양기를 올려줄 뿐만 아니라 치매예방, 기억력 개선, 뇌기능 개선, 이명, 만성두통, 중풍예방 등에도 효능이 좋다.

□ 정력증강 주요 혈의 지압방법

◆ 용천혈

족소음신경(足少陰腎經)의 1번 혈로 위치는 발바닥을 3등분하여 발가락 쪽 2/3 지점으로 오목하게 들어간 곳이다.

지압 방법은 압진기, 지압봉, 작은 방망이, 주먹 등을 이용하여 1일 1회, 1회에 50회씩 누르거나 두드려 준다.

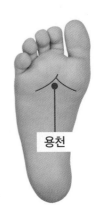

용천

◆ 태계혈

족소음신경(足少陰腎經)의 3번 혈로 위치는 발목 안쪽 복숭아뼈 중앙에서 옆으로 근건 중간 지점 오목하게 들어간 곳이다.

지압 방법은 압진기, 지압봉 등으로 1일 1회, 1회에 50회씩 누르거나 두드려 준다.

빨래집게로 집어 3분 정도 두었다 다시 위치를 조금 바꾸어 집어 두는 식으로 10회 정도 반복해도 된다.

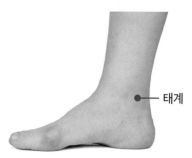
태계

◆ 관원혈

임맥(任脈)의 4번 혈로 위치는 배꼽과 치골 딱 중간 지점이다.

지압방법은 압진기, 지압봉, 작은 방망이, 주먹, 손바닥 등을 이용하여 1일 1회, 1회에 50회씩 누르거나 두드려 준다.

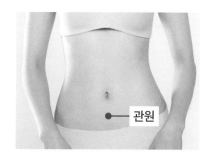
관원

◆ 백회혈

독맥(督脈)의 20번 혈로 위치는 두상부 정중앙, 즉 영유아기에 숨구멍이 있던 자리다.

지압방법은 압진기, 지압봉, 두피마사지기, 손가락 끝 등을 이용하여 1일 1회, 1회에 50회씩 누르거나 두드려 준다.

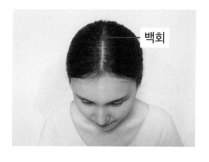
백회

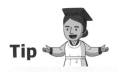

Tip

- 압진기, 지압봉은 인터넷에서 구입 가능하다.

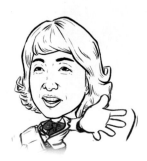

막힌 소변 뻥 뚫고 싶다면?
(전립선비대)

남자에게 전립선은 생명과 같은 기관이다.

전립선에 문제가 생기면 신체적 고통은 물론이고, 정말 맘이 서글퍼지고 내 인생이 다 됐나 싶을 것이다.

전립선은 여자는 없고 남자만 있는 남자의 보물창고이다. 방광 바로 밑에 위치해서 밤알 크기만 하고, 전립선 한가운데로는 요도가 지나간다.

전립선은 아주 중요한 일을 많이 한다. 정액을 만드는 샘조직과 섬유근조직으로 이루어져, 정액을 만드는 데 30% 정도나 관여하고 정자생존과 활성, 호르몬조절, 항상성조절 등으로 남자에겐 생명과 같다.

전립선비대증은 40대 이상 남성의 약 60%가 경험할 정도로 흔한 질병인데, 전립선비대증은 전립선만 비대해졌다고 생기는 병은 아니다.

전립샘조직과 섬유근조직이 커지는 전립선비대, 방광근육 및 방광기능 약화, 방광이 자꾸 과민해지는 방광과민 등 보통은 3가지 정도의 병이 합쳐져서 나타나는 증상이다.

◆ 전립선비대증의 원인

전립선비대증의 주요 원인은 노화로 인한 남성호르몬인 안드로겐(androgen) 저하, 잦은 음주로 인한 방광기능 약화 및 전립선비대, 비만과 운동 부족으로 인한 방광기능 약화, 과도한 스트레스, 정신노동 과다, 수면 부족으로 인한 방광과민 등이 주원인이다.

◆ 전립선비대증의 증상

오줌발이 약해지는 세뇨, 오줌을 누다가 멈춘 것 같은 잔뇨감, 오줌을 누려면 나오질 않아 애를 먹는 지연뇨, 오줌발이 시원하지 않고 찔끔찔끔 나오다 말다 하는 단절뇨, 방광 근육기능 약화로 오줌을 참지 못하고 소변이 방광에 차지도 않았는데 자꾸 과민반응해서 소변을 보러 가게 되는 빈뇨, 야뇨 등이 있다.

전립선비대증이 만성화되고 악화되면 방광에 자꾸 소변이 고여 있게 되어 방광염, 방광결석, 혈뇨, 방광확장 등이 된다. 이것이 더 심해지면 폐뇨 증상으로 인해 소변역류가 되어 신부전증까지 올 수도 있다.

증상을 좀 더 간단하게 정리해 보면,

- 1기에는 세뇨, 잔뇨, 단절뇨, 빈뇨, 야뇨, 발기력 약화, 조루 증상 등을 보이고
- 2기에는 방광염, 방광결석, 혈뇨, 폐뇨증상을 보이며
- 3기에는 신부전증까지 온다.

이런 증상은 모두 비대해진 전립선이 요도를 눌러서 오는 증상이다.

젊은 시절 요강을 엎을 정도로 굳세던 오줌발이 어느 세월에 이렇게 됐는지 씁쓸할 것이다.

간혹 전립선비대증과 전립선염을 혼동하는 사람들이 있는 것 같아 간단한 구별방법을 알려드리겠다.

증상	전립선염	전립선비대증
통증	사정 후 통증. 배뇨통, 회음부통, 고환통, 하복부통	통증이 거의 없음. 물론 병증이 심해져 요저류 발생 시엔 통증
발기력	발기력 약화. 조루	발기력 약화. 조루
배뇨문제	야뇨감, 세뇨감, 빈뇨감, 지연뇨감, 잔뇨감	야뇨감, 세뇨감, 빈뇨감, 지연뇨감, 잔뇨감
소변색	갈색소변, 거품소변	이상 없음
불순물	뿌연 분비물 소변	이상 없음
나이	40대 이전 젊은 층에 빈발	40대 이후 장·노년층에 빈발

□ 전립선비대 완화에 사용할 약재별 효능

- 토사자는 그 유명한 오자환에 들어가는 주요 약재로 약성이 신장에 작용하며, 신장강화, 전립선강화, 소변빈뇨, 잔뇨, 야뇨, 유정, 활정 등을 치료 예방한다.

- 구기자는 대표적인 보음 약재로서 간장, 신장, 폐장의 기능강화 및 음액생성에 요약이다.

- 산수유는 보정조양(補精助陽)하고 수렴고삽(收斂固澁)의 요약으로 유

정, 활정, 소변문제, 하초 냉증 등을 치료한다.

- 복령은 약성이 신장과 비장에 작용하며, 소변의 문제를 해결해 주고, 수종과 체내 정체된 습탁을 제거하고 해독한다.
- 차전자는 질경이 씨앗으로 이수통림 즉 소변을 시원하게 보도록 하는 요약이다.

□ 전립선비대 완화 약재 사용방법

신장기능 강화. 방광기능 강화, 전립선 강화 등을 통해 전립선비대 예방을 할 수 있으며, 시원하고 통쾌한 소변에 도움을 줄 수 있는 '시원통쾌차', '시원통쾌환'을 소개한다.

◆ 시원통쾌차

① 토사자 7g, 구기자 7g, 산수유 7g, 복령 7g, 차전자 7g에 물 3L를 넣는다.

② 가장 약한 불로 2시간 끓여 1L 정도 되게 한다.

③ 이것을 하루 동안 물처럼 복용한다.

◆ 시원통쾌환

① 토사자 700g, 구기자 700g, 산수유 700g, 복령 700g, 차전자 700g을 곱게 분말 낸다.

② 분말에 찹쌀풀 혹은 꿀을 혼합하여 적당한 크기로 환을 만든다.

③ 1일 3회, 1회 10g씩 식사 전에 복용한다.

　(위의 양은 약 3개월 정도 복용할 수 있다.)

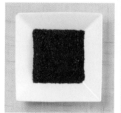 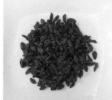 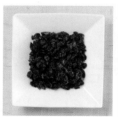 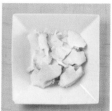

토사자   구기자   산수유   복령

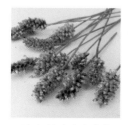

차전자(질경이씨앗)

열성체질 남성,
비아그라보다 이 약초!

남성 거시기에 힘이 없어….

맘만 앞섰지 뭐가 뜻한 대로 안 돼….

이럴 때 가장 효능이 으뜸인 약초는 뭐니 뭐니 해도 '사랑초'지만 이런 얘기 하나 마나 한 것이고, 그렇다면 비아그라보다 좋은 천연 정력증강 약초는 어떤 것이 있을까?

정력증강을 시키고자 약재를 사용할 때는 반드시 본인이 열성체질인지, 허약한 한성체질인지를 따져야 한다.

이번 글에서는 열성체질을 가진 남성들의 정력증강을 위하여, 힘과 지구력을 기르는 약재에 대해 알아보고자 한다.

열성체질인 남성들 중에 겉으론 건강해 보이고, 혈색도 좋고, 정력도 왕성해 보이는데 말 못 할 속사정이 있는 사람도 있을 것이다. 거시기가 뜻대로 되질 않아….

약초를 소개를 하기 전에 우선 남성들의 잘못된 섹스 상식부터 얘기하고 싶다. 여자들은 '무조건 크고, 힘이 세고, 오래하는 것을 좋아한다'는 고정관념부터 깨야 한다.

한 연구에 의하면 우리나라 남성들의 80% 정도가 자기 성기가 작다고 생각한다고 한다. 사실은 그렇지 않은데도 말이다.

대부분 남성 성기가 발기되었을 때의 평균 사이즈는 13cm라고 알고 있는데, 이것은 영국 '킹스칼리지 데이비드비어' 연구팀이 서양인을 기준으로 연구한 결과이다. 우리나라 남성의 발기 시 성기의 평균 사이즈는 10cm 정도라고 한다.

실제 우리나라 여성들이 그렇게 큰 사이즈의 남성을 선호하지 않는다는 얘기이다.

예를 들어 콧구멍 파는 데 새끼손가락이 가장 적당하지, 엄지손가락으로 후벼봐야 콧구멍만 아프지 시원하겠는가? 분명 지금 이 글을 보자마자 콧구멍을 후벼보는 사람도 있을 것이다. 후벼보니 어떤가? 내 말이 맞지 않는가?

남성들이여, 작다고 낙심하지 말고 크다고 자랑하지 마시라.

중요한 건 크기보다 '발기가 잘되는지, 발기 후에 적정한 지속력을 갖는지'이다.

그 다음 '무조건 지속시간이 길어야 여자들이 좋아한다'는 것도 편견이다.

여성도 남성처럼 적정시간에서 사정을 한다. 여자는 이미 정상을 찍고,

오르가슴을 느끼고 하산하려고 하는데, 남자가 자꾸 피스톤 운동을 해대면 어떤 여자가 좋다고 하겠는가.

연속 멀티오르가슴을 느끼게 해주고 싶어 그런다고? 천만의 만만의 말이다. 멀티오르가슴은 연중행사로나 할까 말까 한 것이다.

그보다는 여성이 원하는 타이밍에 함께 사정하는 것이 가장 이상적이다.

또 '피스톤 운동을 세게 해야 여자들이 좋아한다'는 생각이야말로 정말 오산이다.

산삼을 캐려면 어떻게 해야 하나?

산삼이 있을 만한 곳인 약간 그늘지고, 토양이 부드럽고, 적당한 습기가 있는 곳을 찾아야 하지 않는가? 그런데 엉뚱하게도 물웅덩이만 죽어라 파면 파트너가 좋아하겠는가?

떡실신 시키려 하지 말라. 그건 정복 욕구이지 사랑의 표현 방법이 아니다. 월드컵은 4년에 한 번씩 치르는 것이 딱 좋다.

□ 정력증강과 지구력을 높이는 약재별 효능

◆ 파극천

정력증강에 사용되는 약재들은 대부분 약성이 뜨겁다.

그래서 열성체질인 사람들은 반드시 뜨거운 약성을 잡아서 밸런스를 맞출 수 있는 음성 약재를 함께 배합해 써야 한다.

『동의보감』 탕액 편에서 말하기를 파극천은, "主男子夜夢 鬼交泄精(주남자야몽 귀교설정)이요, 治陰痿不起 益精利男子(치음위불기 익정이남자)"

라고 했다.

즉 "남자가 몽정을 하고, 정액이 줄줄 새며, 음경이 위축되어 발기가 안 되는 것을 치료하고 정력을 증강시킨다"는 의미다.

『신농본초경』, 『일화자본초』, 『본초비요』 등에서도 파극천은 발기부전, 자양강장, 보신조양, 보신익정, 양위, 근골튼튼, 허리튼튼에 좋다고 했다.

◆ 구기자

대표적인 보음약으로 파극천의 열성을 중화시키고 떠오르는 열을 조절하여 하단전에 머물게 한다.

약성이 신장, 간장, 폐장에 작용하며, 신장과 간 기능을 튼튼하게 해서 자양강장하고, 신장의 음액을 길러 정액을 보충하고, 간신음허, 자보간신하며, 유정소갈 한다.

◆ 천문동

대표적인 보음약으로 파극천과 찰떡궁합을 이루는 약재이다.

◆ 치자

약성이 서늘하고 심장에 주로 작용하며, 심장의 불필요한 열을 조절하고, 혈액을 맑게 해독하며, 간담의 습열도 제거한다.

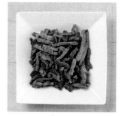 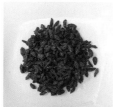 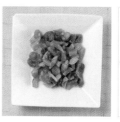 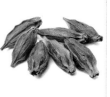

파극천   구기자   천문동   치자

□ 정력증강과 지구력을 높이는 약재 사용방법

◆ 활력지구력차

① 파극천 8g, 구기자 8g, 천문동 8g, 치자 6g에 물 3L를 넣는다.
② 가장 약한 불로 2시간 끓여 1L 정도 되게 한다.
③ 이것을 하루 동안 물처럼 복용한다.

◆ 활력지구력환

① 파극천 800g, 구기자 800g, 천문동 800g, 치자 600g을 곱게 분말 내어
   찹쌀풀이나 꿀을 혼합하여 적당한 크기로 환을 만든다.
② 1일 3회, 1회 10g씩 복용한다.
   (위의 양은 약 3개월 정도 복용할 수 있다.)

Tip

- 파극천의 가운데 철사 같은 심에는 납 성분이 있으니 반드시 제거해야 한다.
- 열성체질인 사람들은 파극천을 술로 담가 마시지 않는 것이 좋다.

04

허약·한성체질 남성,
중요 부위를 벌떡 세운다

자다가도 남성 거시기를 벌떡 세운다는 '음양곽'과 '구기자'는 천연 비아그라로 불릴 정도로 대표적인 정력증강 약재이다. 둘 다 허약성 한성체질자에게 잘 맞는 약재이다.

발기불능, 조루, 발기지속력 약화, 빈뇨, 전립선비대 등을 치료하고 근골을 튼튼하게 하며 관절신경통, 사지냉증 등을 치료하거나 예방한다.

여러분은 지금까지 음양곽이 정력증강에 좋다고만 알고 있지, 복용하면 안 되는 사람이 있다는 것은 잘 모를 것이다. 아무리 좋은 명품 약재라도 '잘 쓰면 약! 잘못 쓰면 독!'이 된다.

음양곽, 이름만 들어도 뭔가 야시시한 게 정력증강에 좋을 것 같지 않은가?

음양곽을 다른 말로 '삼지구엽초'라고도 하고 '선령비'라고도 한다. 이 삼지구엽초가 '음양곽'이란 이름을 얻게 된 데는 아주 재미난 전설이 있다.

중국 사천지방에 한 목동이 살았다고 한다. 어느 날 수놈 양이 암놈과 짝 짓기를 하는데 무려 백 번이나 하더란다.

너무 놀란 목동이 '저 숫양이 저렇게 정력이 센 이유가 도대체 뭘까?' 궁금하여 숫양을 매일 관찰하였다. 그런데 보니까 숫양이 어떤 특정 풀만 매일 뜯어 먹고 있었다.

목동이 '아하, 저게 바로 정력을 솟아나게 만드는 풀이구나!' 하고 살펴보니 바로 '삼지구엽초'였다고 한다. 그래서 양이 먹은 음탕한 풀이라고 '음양곽'이 되었다는 얘기다.

보나 마나 목동도 그 풀을 열심히 먹었을 테고 정력도 왕성해졌을 것이다.

□ 허약·한성체질 남성 정력증강 약재별 효능

◆ 음양곽

'음양곽'에는 에피메딘과 디소메칠이카린이라는 성분이 다량 함유되어 있다.

에피메딘은 남성호르몬 분비를 촉진시키고 정액생성을 증강시키며, 디소메칠이카린은 생식계 혈관을 확장시키고 생식기의 해면체를 팽창시켜 발기를 돕는다.

한의학적으로는 약성이 뜨거우며, 주로 간장과 신장에 작용한다. 따라서 신장의 기운을 따듯하게 해서 양기를 길러주고, 체내에 정체되어 있는 풍한습과 탁기를 풀어 제거해 준다. 그래서 음양곽은 허약성 한성체질자에게 잘 맞는 약재이다.

발기불능, 조루, 발기지속력 약화, 빈뇨, 전립선비대 등을 치료하고 근골을 튼튼하게 하며 관절신경통, 사지냉증 등을 치료하거나 예방한다.

◆ 구기자

미국, 영국, 캐나다 등에서 구기자가 현대판 불로장생 천연 약재라는 열풍이 불고 있다. 마돈나, 미란다 커 등 유명 연예인들이 구기자차를 꾸준히 복용하여 미모와 젊음을 유지한다고 미국 ABC 방송, 영국 BBC 방송 등에 소개되었다.

한의학에서 구기자는 약성이 간장과 신장에 작용하고, 간과 신장의 기능을 증강시켜 음액을 길러주고, 자양강장 시키고, 정액을 자양 시킨다.

또한 신장을 튼튼하게 해서 골수를 길러주니 뼈튼튼, 근육튼튼, 허리튼튼에 효능이 있다.

◆ 산약

산약은 약성이 비장, 폐장, 신장에 작용하며, 특히 신장허증으로 인한 유정, 활정, 빈뇨 증세를 치료한다.

◆ 대추

한약재명으로는 '대조'라고 하며, 약성이 비장, 위장에 작용하여, 양질의 혈액을 만들고 만성 무기력증을 치료한다.

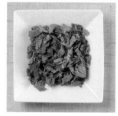
음양곽

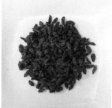
구기자

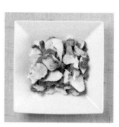
산약

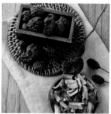
대추

□ 허약·한성체질 남성 정력증강 약재사용법

◆ 음양곽구기차

① 음양곽 10g, 구기자 10g, 산약 7g, 대추 3g에 물 3L를 넣는다.

② 가장 약한 불로 2시간 정도 끓여 800mL 정도 되게 한다.

③ 이것을 하루 동안 물처럼 복용한다.

◆ 음양곽구기자주

① 음양곽 200g, 구기자 200g, 산약 100g, 대추 100g을 술 6,000cc에 넣는다.

② 100일간 숙성 후 매일 소주잔 1잔씩 취침 전에 복용한다.

Tip

- 몸에 열이 지나치게 많거나 습열(濕熱)로 인해 발생한 열성 고혈압, 지방간, 열
  성 당뇨질환이 있는 사람들은 복용을 조심하시기 바란다.
- 특히 술에 담가 마시는 건 삼가시기 바란다.

기력증강, 지구력증강, 면역력증강, 뇌기능활성 – 만병통치약 구기자

옛날 노국(魯國)의 벼슬 높은 관리가 민정을 살피려고 전국 각지를 다녔다.

하루는 산동성(山東省)에 이르렀는데, 15세 안팎의 소녀가 회초리를 들고 백발노인의 종아리를 때리고 있었다.

이를 본 관리가 호통을 쳤다.

"삼강오륜(三綱五倫)의 법도가 있거늘 이 무슨 불효막심한 짓이냐?"

그러자 소녀가 말하였다.

"이 녀석은 나의 증손자요. 내 말을 듣지 않아 벌을 주고 있는데 무엇이 잘못이오?"

관리가 태도를 바꾸어 소녀에게 물었다.

"당신은 15세 안팎으로 보이는데 어찌 이 노인의 증조모라 하는가?"

소녀가 깔깔 웃더니 대답하였다.

"내 나이 370살이오. 나는 평생 구기자를 먹고 이렇게 건강한데 이 녀석이 먹지 않으려 하니 혼을 좀 내고 있소."

한방에서 구기자나무의 열매는 구기자(枸杞子), 잎은 구기엽(枸杞葉), 가지의 껍질은 구기피(枸杞皮), 뿌리의 껍질은 지골피(地骨皮)라고 한다.

1월에는 뿌리를 캐어 달여 마시고, 3월에는 줄기를 잘라 달여 마시고, 5월에는 잎을 따서 차로 끓여 마시고, 7월에는 꽃을 따 차로 끓여 마시고, 9월 말 열매를 수확하여 약재로 사용한다. 그야말로 구기자는 버릴 것이 없는 훌륭한 약재이다.

혹 마당이 있으신 분은 한쪽에 꼭 구기자나무를 심길 바란다.

□ 구기자의 효능 알아보기

한방에서 구기자는 대표적인 보음약으로, 무병장수를 상징하는 약재이다.
약성(藥性)은 간장, 신장, 폐장에 작용하고, 효능은 자보간신, 윤폐, 간신음허, 자양강장, 유정소갈, 요슬산연, 두훈목현 등을 하는 것으로 본다.

구기자는 세계 8대 슈퍼 푸드로 강력한 항산화 식품이다. 블루베리, 크랜베리보다 항산화 효과가 10배나 크다고 한다.
2009년 미국 농식품화학저널(JAF) 연구보고서에 의하면 구기자에는 제아잔틴, 루테인, 베타시토스테롤, 다당체 등의 폴리페놀 성분이 있으며 강력한 항산화 작용을 한다고 했다.
그럼 구기자의 효능들을 좀 더 구체적으로 살펴보겠다.

◆ 성기능 강화 및 개선의 요약(要藥)

신장의 음액을 길러 정액을 보충하고, 성기능 개선으로 정력을 증강시키고, 뼈튼튼, 근육튼튼, 허리튼튼에도 효능을 한다.

『고금녹험방(古今錄驗方)』에서는 구기자에 건지황, 천문동을 배합하면 허리 병과 유정을 치료한다 하였다. 뿐만 아니라 신장기능을 강화시켜 전립성비대증 완화에도 도움이 된다.

◆ 안면홍조, 골다공증, 우울증 등 갱년기 증후군 예방 및 치료

이는 신장 기능을 강화시켜 체내에 음액을 길러주고, 골수 생성에 도움을 주며, 원기를 회복시키기 때문이다.

◆ 지방간, 간경화 개선 간 기능 보호

구기자 열매, 구기자 잎, 구기자 뿌리에는 베타인(betaine) 성분이 풍부해서 지방간 개선, 간염 억제, 알코올 분해, 간 해독 등의 작용을 한다.

돌미나리 하면 베타인이 풍부해서 간 건강에 좋기로 유명한 식품이다. 그런데 구기자에는 베타인 성분이 돌미나리에 비해 약 10배 더 들어 있다는 연구 결과가 있다.

◆ 당뇨병 치료 및 예방

『민간험방(民間驗方)』에서는 구기자를 단독으로 쪄서 1일 3회, 1회 10g씩 씹어 먹으면 소갈병(당뇨병)을 치료한다고 했다.

제아잔틴, 베타인 성분에 의해 인슐린 비의존성 제2형 당뇨병 환자의 혈당을 조절하는 데 큰 역할을 한다.

◆ 지구력 및 면역력 증강

구기자는 자음(滋陰)의 요약으로 신체 음양의 밸런스를 맞추어 지구력을 증강시킬 뿐 아니라, 윤폐의 효능이 우수하다. 특히 구기자는 음액을 길러 폐를 촉촉하게 하는 대표 약재이다.

폐는 대장과 함께 인체 면역기능에 중요한 역할을 하며, 항상 촉촉한 것을 좋아한다.

◆ 각종 혈관질환 예방

구기자에는 베타인, 루틴, 비타민 C 등이 풍부하여 심혈관질환, 뇌혈관질환, 동맥경화, 고혈압·혈전, 고콜레스테롤, 염증 등을 치료하거나 예방하는 효과가 있다.

◆ 치매 개선, 뇌세포 활성

끝으로 경희대 한의대 배현수 교수팀 연구 자료에 의하면 "구기자에서 치매 개선, 뇌세포 활성 효과를 확인하였다"라고 했다.

구기자의 주성분 중 베타인(bataine), 제아잔틴(zeazanthin), 카로틴(carotene), 티아민(thiamine), 비타민 A, B1, B2, C 등이 이런 효능을 하는 것으로 알려져 있다.

□ 구기자와 배합하면 찰떡궁합 시너지 효과를 볼 수 있는 약재

◆ 구기자

약성은 간·신·폐장에 작용하며 보음, 자양강장, 윤폐, 정액 생성, 해갈,

허리튼튼, 시력강화 등의 효과가 있다.

◆ 건지황

약성이 심·간·신장에 작용하며, 피를 잘 만들고, 피를 맑게 하며, 음액을 길러 보음하여, 각종 혈액질환과 당뇨질환 등을 치료한다.

◆ 천문동

약성은 폐·신장에 작용하며 청폐강화, 자음윤조의 대표 약재로 폐를 건강하게 하고 맑게 하며 촉촉하게 한다.

◆ 지모

약성은 폐·위·신장에 작용하며 폐건강, 신장건강, 심장건강 등을 강화시키는 데 효능이 있다.

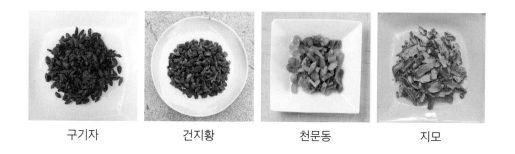

구기자   건지황   천문동   지모

□ 구기자 복용방법

◆ 구기천문동차

① 구기자 10g, 천문동 8g, 건지황 8g, 지모 6g에 물 3L를 넣는다.

② 가장 약한 불로 2시간 끓여 1L 정도 되게 한다.

③ 하루 복용할 양이며 물처럼 수시로 복용한다.

◆ 구기천문동환

① 구기자 1,000g, 천문동 800g, 건지황 800g, 지모 600g을 곱게 분말 낸다.

② 분말에 찹쌀풀과 꿀을 혼합하여 적당한 크기로 환을 만든다.

③ 하루 3회, 1회 10g씩 식사 전에 복용한다.

(위의 양은 약 3개월 정도 복용할 수 있는 양이다.)

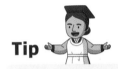

Tip

구기자 국산과 중국산 구별방법

◆ 국산

색은 검붉고, 표면이 쪼글거리며, 과육이 적고, 씨가 많다

◆ 중국산

주홍색이며, 탱글거리며, 과육이 많고 씨가 적다.

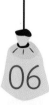

발기부전·조루에는 불맛이 최고
(한방뜸법)

여러분, 질문 하나!

"발기부전, 조루 등의 문제가 생기게 되면 어떤 방법으로 해결할 것인가?"

정력식품을 먹겠다, 한방치료를 받겠다, 양방치료를 받겠다, 운동을 하겠다 등등 다 좋은 방법이다.

하지만 내 경험상으로는 가장 효과가 확실한 방법은 '한방뜸'이다. 뜨거운 불맛이 최고다.

□ 발기부전, 조루의 원인 살펴보기

발기부전의 원인은 심인성과 기질성으로 나눈다.

1. 심인성

심인성 발기부전, 조루의 가장 큰 원인은 하기 싫은 사람하고 할 때일 것이다. 애정이 식었거나, 성적 매력이 없거나, 감정이 나쁘거나 등등. 마음이 그런 걸 어찌하겠는가.

그다음으로 과도한 스트레스, 울화, 불안 등으로 교감신경이 항진되면 혈중에 카테콜아민(catecholamine)이 증가하면서 혈관이 수축된다. 따라서 생식기의 음경해면체 평활근 이완이 잘 안 된다.

또한 성에 대한 나쁜 인식, 정신적 트라우마, 자신감 결여 등도 큰 원인이 되고 고혈압, 당뇨병, 우울증 등으로 만성적인 약물복용도 성기능 저하를 유발하기도 한다.

2. 기질성

기질성 발기부전, 조루의 원인은 좀 다양해서 5가지 정도로 분류해 볼 수 있다.

• 동맥성 발기부전
  음경동맥 질환으로 음경에 혈류장애가 생기고 서서히 발기의 강직도가 떨어진다.
  주로 고혈압, 고지혈증, 당뇨, 비만, 흡연 등을 원인으로 볼 수 있다.
• 정맥폐쇄부전성 발기부전
  음경백막의 퇴행성 결함, 음경해면체 내피세포 결함, 이완성 신경물질 분비 부족 등을 원인으로 볼 수 있다.
• 신경인성 발기부전
  뇌질환, 당뇨 같은 만성질환 등을 원인으로 본다.
• 내분비성 발기부전

남성호르몬인 테스토스테론(testosterone)이 저하되면 성욕저하, 정액의 질과 양이 감소되어 발기부전, 조루 등의 문제를 유발할 수 있다.

- 마지막으로 대사증후군으로 비만, 중성지방 증가, 나쁜 콜레스테롤 증가, 고인슐린증, 고혈압 등이 큰 원인이 될 수 있다.

□ 발기부전, 조루 한방뜸 혈자리 효능

◆ 회음혈(會陰穴)

회음혈! 이름만 들어도 정력이 콸콸 솟아오를 것 같다.

드라마 〈허준〉을 보면 허준 선생께서 물에 빠져 죽어가던 내의녀의 회음혈에 온기를 주어 살리는 대목이 나온다.

회음혈은 주택으로 치면 아궁이요, 나무로 치면 뿌리 같은 혈이다. 죽어가는 사람의 명문화쇠(命門火衰)도 살려내는데 생식계야 말해서 뭐할까.

◆ 용천혈(湧泉穴)

용천혈에 뜸을 뜨면 신장의 기운이 콸콸 용솟음치게 된다. 신장은 인체의 수분대사를 조절하는 원천이 되는 곳이고, 정력 강화의 수원지 같은 곳이다. 그래서 정력 강화의 넘버원 혈이 용천혈이 되는 것이다. 또한 심장기능 강화에도 도움이 된다.

◆ 관원혈(關元穴)

관원혈은 몸에서 가장 으뜸이 되는 통로라는 뜻이다.

신선호흡법, 단전호흡법 등에서 하단전에 기를 모으는 자리로서 신장 기능 강화, 생식계 기능 강화의 요혈이어서 정력증강으로 발기부전, 조루 등을 치료하는 데 도움이 된다.

◆ 백회혈(百會穴)

백회혈은 백 가지 경락이 모이고 시작하는 곳이란 뜻으로, 7개의 양경락(陽經絡)이 모였다가 전신으로 통하는 혈이다.

양기 부족의 만능 혈자리인 동시에 양기의 사령탑이며 치매 예방, 기억력 개선, 뇌기능 개선, 이명, 만성 두통, 중풍 예방 등에도 효능이 좋다.

□ 한방뜸 방법

* 준비물 : 참쑥, 사자발쑥, 삼각산 모양으로 압축한 왕쑥뜸, 담배필터 모양의 미니뜸 중 본인이 원하는 것을 선택하고 쑥뜸 온구기, 라이터 등을 준비한다.

◆ 회음혈

임맥(任脈)의 1번 혈로, 위치는 생식기와 항문이 만나는 중간 지점이다. 이 부위에는 뜸을 뜨기가 쉽지 않다. 이곳은 예민한 곳이니 화상을 입지 않도록 주의하기 바란다.

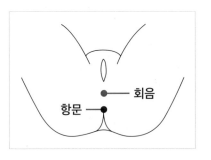

뜸을 하는 방법은 담배필터처럼 생긴 미니 뜸을 이용하여 1일 1회, 1회에 3개씩 뜬다.

◆ 용천혈

족소음신경(足少陰腎經)의 1번 혈로, 위치는 발바닥을 3등분 하여 발가락 쪽으로 2/3 지점으로 오목하게 들어간 곳이다.

뜸을 하는 방법은 담배필터처럼 생긴 미니 뜸을 이용하여 1일 1회, 1회에 3개씩 뜬다.

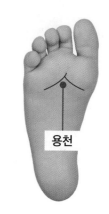

용천

◆ 관원혈

임맥의 4번 혈로, 위치는 배꼽과 치골 중간 지점, 혹은 배꼽 아래로 자기 손가락 세 개를 가로로 댄 자리이다.

뜸을 하는 방법은 쑥뜸 온구기에 왕뜸 1~2개를 담아, 누운 자세로 혈자리에 올려놓는다. 1일 1회, 1회에 1개씩 뜸 뜬다.

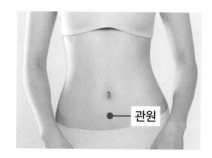

관원

◆ 백회혈

독맥(督脈)의 20번 혈로, 위치는 두상부 정중앙 즉 영유아때 숨구멍이 있던 자리이다.

뜸을 하는 방법은 담배필터처럼 생긴 미니 뜸을 이용하여 1일 1회, 1회에 3개씩 뜬다.

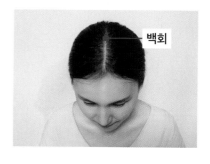

백회

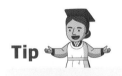

Tip

- 한방뜸은 직접구로 살짝 화상을 입어 물집이 잡힐 정도로 하는 것이 효능이 있지만, 위에서 말한 방법은 모두 간접구이다. 화상을 입을 수 있으니 조심하기 바란다.

- 공복, 포만, 만취, 출혈, 심한 탈수 시에는 뜸을 뜨지 말라.

- 성기 주변, 동맥혈관부, 정맥혈관부, 당뇨질환 등에는 직접구를 하지 말라.

'조루'는 병이 아니다

"남성 조루(早漏)는 발기는 그럭저럭 되어 하기는 하는데 3분을 못 넘겨 스르르~"

이럴 땐 비아그라가 답일까? 그런데 이상적인 성관계 시간은 몇 분일까? 펜실베이니아 주립대학 연구팀에 의하면 7~13분이라고 한다. 생각보다 짧다.

그런데도 많은 사람들이 30분, 한 시간 등등 길게 해야 좋다고 생각하는 듯하다. 혹은 '멀티오르가슴'이라는 판타지에 빠져 있는 것 같다.

멀티오르가슴? 그것은 연중행사로나 할까 말까 한 것이다. 평생에 마라톤을 완주하는 사람이 몇 명이나 되겠는가? 보통 사람들은 100미터만 전력질주해도 숨이 차지 않는가.

나는 조루(早漏)는 병이 아니라고 말하고 싶다.

왜냐하면, 조루증의 원인은 대부분 성기 구조·기능의 문제가 아니라 심리적인 문제가 크기 때문이다.

조루의 한의적 원인을 크게 3가지로 분류해 보겠다.

- 첫째, 심인성으로 신장과 심장이 서로 교류가 안 되면 심신불교(心腎不交)로 인해, 교감신경이 항진이 된다. 따라서 흥분이 과잉되면 생식계의 자율신경 조절이 잘 안 된다. 또한 교감신경 항진은 혈중에 카테콜아민(catecholamine)을 증가시키고 혈관수축을 가져온다. 그건 곧 생식기 해면체의 평활근 이완을 방해받는다는 의미다.

  성에 대한 나쁜 인식, 정신적 트라우마, 소위 '야동' 등의 잦은 시청으로 성에 대한 왜곡, 자신감 결여 등도 큰 원인이 된다.

  위의 이유 등으로 반복적인 조루의 경험을 하다 보면 심리적인 압박감을 받게 되고, 이것이 중추성 강화가 되어 심인성으로 발전한다. 따라서 발기조절이 잘 안 되고 1~2분을 못 버텨 스르르 고개를 숙이게 된다.

- 둘째, 과도한 사정이나 잦은 자위행위로 신장의 음기와 양기가 허해져도 조루가 되기도 한다. 과도방사로 인해 성신경(性神經)이 쇠약해지면 적절한 수축과 이완이 잘 안 된다.

- 셋째, 생식기에 염증 혹은 과다습열, 간경습열, 전립선비대, 하초 생식계의 울혈, 울체, 부종 등으로 발기력과 지속력이 저하되기도 한다.

□ 조루 개선 약재별 효능

『동의보감』에서는 "서투른 의사들은 울체, 즉 막혀서 정체된 현상은 알지 못하고 단지 고삽약(固澁藥)을 써서 정액이 나가는 것만 잡으려 하니 막을수록 울체는 더욱 심해진다"라고 했다. 조루를 치료하려면 보기, 보음, 활혈, 수삽의 약재들을 배합하여 지구력과 지속력을 강화시켜야 한다고 해석해 볼 수 있다.

◆ 토사자

약성이 간·신장에 작용하며, 특히 신장에 양기와 음기를 동시에 길러주고, 고정축뇨(固精縮尿)의 효능이 있어 양위, 활정, 소변빈삭 등을 치료한다.

◆ 산약

약성이 신·비·폐장에 작용하며, 기와 음액을 길러주어 유정, 빈뇨, 해수, 허천, 소갈증 등을 치료한다.

◆ 오미자

정액이 줄줄 새는 것을 잡아주는 대표 약재로 삽정지사(澁精止瀉) 하는 효능이 강하다.

오미자의 성질은 신맛으로 수렴하면서도 따듯하고 윤하므로, 정액생성을 돕고 정액이 새는 것을 잡아줄 수 있다.

◆ 복령

약성이 심·비·신장에 작용하여 마음을 안정시키고, 비기를 강화시키며, 체내 정체된 탁습을 배출시킨다.

◆ 야관문

야관문에는 옥타코사놀(octacosanol)이라는 성분이 다량 함유되어 있으므로, 인체 지구력 증진 효과가 있다. 옥타코사놀은 식약처도 인정한 건강 기능식품 원료이다.

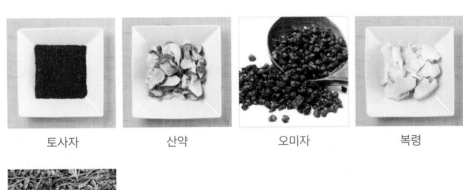

| 토사자 | 산약 | 오미자 | 복령 |

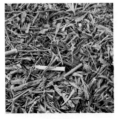

야관문

□ 조루 개선 약재 복용방법

◆ 지구력차(持久力茶)

① 토사자 7g, 산약 7g, 오미자 7g, 복령 6g, 야관문 6g에 물 3L를 넣는다.

② 가장 약한 불로 2시간 끓여 1L 정도 되게 한다.

③ 하루 복용할 양이며 물처럼 수시로 복용한다.

◆ 지구력환(持久力丸)

① 토사자 700g, 산약 700g, 오미자 700g, 복령 600g, 야관문 600g을 곱게 분말 낸다.

② 분말에 찹쌀풀과 꿀을 혼합하여 적당한 크기로 환을 만든다.

③ 1일 3회, 1회 10g씩 식사 전에 복용한다.

　(위의 양은 약 3개월 정도 복용할 수 있다.)

남자냄새, 아저씨냄새, 노인냄새 싹!
몸속에서 향기 솔솔

남자냄새, 아저씨냄새, 노인냄새, 홀아비냄새 싹~ 털어버리고 몸속에서 향기가 솔솔 나오게 하는 숨은 비법을 공개한다.

정말 큰돈 안 들이고도 향기 솔솔 나는 남자가 될 수 있다. 다만 부작용으로 여자들이 자꾸 줄줄 따라다닐 수 있으나, 그건 책임 못 진다.

먼저 이 글은 남성들을 비하하려는 의도가 전혀 없으며, 오히려 도움을 주고자 하는 마음에서 비법을 공개하는 것이니, 남성 비하 발언으로 오해 없길 바란다.

여자들에게도 겨드랑냄새, 생리냄새 등 여성 특유의 냄새가 나는데, 그것은 다른 꼭지에서 다루기로 하겠다.

□ 남자들은 왜 사춘기가 되면서부터 특유의 냄새가 날까?

매일 깨끗이 씻고, 방향제에 향수까지 뿌리는데 돌아서면 퀴퀴한 냄새가 난다.

이 경우 남성호르몬 분비물 중 안드로스테논(androstenone), 안드로스테놀(androstenol) 등이 주범이다. 이것들이 누린내, 소변냄새, 생선비린내 비슷한 냄새를 유발한다.

하지만 사춘기, 청년, 중년, 노년별로 원인이 조금씩 다르다.

◆ 사춘기취

남자가 사춘기가 되면 남성호르몬과 피지 분비가 왕성해지면서 정수리에서 퀴퀴한 냄새가 나기 시작한다.

사춘기 시절엔 암모늄 분비가 많아지고 그게 산화가 되면 암모니아가 된다.

또 포경수술을 하지 않은 청소년에게서는 간혹 치구(恥垢, smegma) 냄새가 날 수 있는데, 음경의 표피와 귀두 사이에 소변, 정액, 피부세포 찌꺼기 등이 쌓이고, 여기에 박테리아가 번식해 썩은 치즈 냄새 같은 것이 나기도 한다.

◆ 총각취

젊은 남자의 사타구니는 세균을 키우는 인큐베이터이다. 땀, 수분, 적당한 온도 등이 박테리아에겐 최적의 생육장소이다.

또 이 시기의 젊은이들에겐 폼생폼사, 즉 옷차림의 핏(fit)이 아주 중요하기 때문에 꽉 끼는 팬티, 꽉 끼는 바지를 많이 입게 되고, 책상에 오래 앉아 있는 젊은이들이 많다.

박테리아는 당연히 얼씨구나 한다. 결국 집단 서식을 하며, 시큼하고 쿰쿰한 냄새를 뿜어댄다.

◆ 중년취

'맨담'이라는 유명한 남성화장품 전문회사의 연구에 의하면 30~40대 중년남성에게서 나는 독특한 냄새는, 주로 귀 뒷부분과 후두부에서 분비되는 디아세틸(diacetyl)이라는 성분 때문이라고 한다. 이 냄새는 주로 기름이 상한 냄새처럼 쩐내, 누린내 등과 비슷하다.

또한 중년남성의 절반 이상이 가지고 있는 질환인 전립선비대증도 원인이 될 수 있다. 전립선비대증으로 패뇨 현상을 보이면 요도에 소변이 남아 박테리아가 증식하게 된다. 따라서 암모니아 냄새 등을 유발할 수 있다.

또 기름진 음식, 음주, 흡연 등도 체취뿐 아니라 입냄새까지 유발할 수 있다.

냄새는 피지분비에 관여하는 남성호르몬과 연관 있다. 그래서 냄새는 여자보다 남자에게서 더 많이 난다. 여자에게도 남성호르몬이 분비되긴 하지만 양이 남자보다 현저히 적어 냄새가 약한 것이다.

□ 노인냄새(노령취·가령취)

노인냄새는 노령취, 가령취라고도 한다. 가장 발생하기 쉽고, 제거하기는 힘든 심각한 냄새다.

어떤 조사에서 젊은이들에게 노인에게 싫은 것이 뭐냐고 물었더니, 1위가

'노인냄새'였다고 한다. 허참~ 나도 노인이다 보니 마음이 싸하게 아프다.

눈에 넣어도 안 아플 손주 녀석들이 "할아버지 냄새 나요, 할머니 냄새 나요" 하면서 슬슬 피하면 얼마나 서글프겠는가.

그럼 노인냄새, 홀아비냄새의 원인은 뭘까?

나이가 들면 노화성 호르몬 변화로 인해 헥세날(hexenal), 옥테날(octenal), 노네날(nonenal) 같은 노넨알데히드(nonenaldehyde)의 양이 증가되어 그렇다.

특히 '노네날'이라는 지방산이 배출되면서, 피부와 모공 등에 자꾸 쌓여 산화되는 과정에서 퀴퀴한 냄새를 만들어 낸다.

'노넨알데히드'는 젊었을 때는 생성되지 않다가 40대 이후부터 피부 유익균 감소, 피부의 산성화, 지질성분 변화 등으로 만들어진다.

또한 땀냄새, 요실금, 변실금, 전립선비대증, 당뇨 등도 합세하여 냄새를 만들어 낸다.

남자냄새, 아저씨냄새, 노인냄새를 해결하기 위하여 자주 목욕을 한다, 향수를 바른다, 빨래를 자주 한다, 청소를 자주 한다 등등 모두 도움이 되기는 하지만 근본적으로 몸 안에서 올라오는 냄새를 막을 수는 없다. 그러므로 몸 안에서 냄새 대신 향내가 솔솔 나오도록 해야 한다.

지금부터 그 비법으로 어진향차(御眞香茶)에 대해 설명하겠다.

비용은 4가지 재료를 각각 300g씩 구입하게 되면 합계가 약 2만 원 정도 들고, 3개월 정도 사용할 양이므로 큰 부담은 없을 것이다.

□ 어진향차의 재료와 효능

  구성 재료는 곽향(藿香), 정향(丁香), 회향(茴香), 감초(甘草)로 옛날 궁중에서 임금님이나 왕비, 후궁 혹은 고위직 관리들이 차로 복용하거나 몸에 지녔던 향차(香茶)이다.

  구성된 약재들이 주로 방향성(芳香性)을 지니고 있어서 적정기간 사용하게 되면 자연스럽게 체내에서 향내가 나오게 된다.

  그 외에도 하초 생식계냉증, 만성소화불량, 대장냉증, 만성울화증, 스트레스 해소 등에도 도움이 된다.

□ 어진향차 사용방법

◆ 어진향차(御眞香茶)

① 곽향 1g, 정향 1g, 회향 1g, 감초 1g에 물 1~1.5L를 넣고 20분 이내로 끓인다.

② 1일 3회, 공복에 200~300mL씩 복용한다.

◆ 어진향수(御眞香水)

① 곽향 3g, 정향 3g, 회향 3g, 감초 3g을 물 2L에 20분간 끓인다.

② 분무기에 넣어 방, 침구, 옷장 등에 1주일에 1회씩 뿌려준다.

◆ 어진향포(御眞香包)

① 곽향 1g, 정향 1g, 회향 1g, 감초 1g을 혼합해서, 부직포같이 향이 배어

나올 수 있는 천에 포장한다.

② 옷장, 겨울옷 주머니, 베개, 침대 커버 밑 등에 넣어두고, 1달에 1번씩
갈아준다.

Tip

- 향을 내는 약재라 20분 이상 끓이면 향이 날아간다.
- 약재를 넣을 수 있는 작은 티백은 다이소 등지에서 판다.

PS. '어진향차'는 『동의보감』은 물론 어느 문헌에도 없는 처방으로 최정원 박사가 배합비를
독자 개발하였습니다. '어진향차'라는 방제명 역시 최정원 박사가 작명하여 상표를 특허출원
한 처방입니다.

출 원 번 호 통 지 서

출 원 일 자 2021.03.23
특 기 사 항
출 원 번 호 40-2021-0059367 (접수번호 1-1-2021-0340796-17)
출 원 인 성 명 최정원(4-2016-021364-1)
대 리 인 성 명 황보의(9-2006-000934-7)

특   허   청   장

【상표견본】

어진향차

09

정력을 떨어뜨리는 음식 10가지

좀 야한 성 이야기 해보겠다.

50세 이후 중년남성들은 성욕이 슬슬 저하될 것이다.

늙으면 양기가 입으로 올라간다지 않는가. 많은 심리학자들의 견해에 의하면 성적 욕망은 있으나 발기가 잘 안 되니까 음담패설로라도 해소하려는 거란다.

또한 타인에게 피해를 주지 않을 정도의 적당한 음담패설은 정신건강에 도움이 되기도 한다는데, 그래도 절대 타인에게 불쾌감이나 피해를 주면 안 될 것이다.

50이 넘어서면 많은 남성들이 맘만 앞섰지 남성 거시기에 힘이 없다. 그러다 보니 정력에 좋다는 것을 많이들 찾아 먹는다. 하지만 그보다 먼저 정력을 떨구는 식품부터 줄이는 것이 훨씬 도움이 될 것이다.

언젠가 좀 야시시한 50대 후반 여성이 찾아온 적이 있다.

자기 남편이 일주일에 4~5번씩 밤일을 하자고 요구한단다. 자기는 폐경도 되고, 갱년기 증세도 있고, 성욕이 전혀 없는데, 남편은 자꾸 부부관계를 요구한다는 얘기다. 그러고는 무엇보다도 질건조증으로 인해 성교통이 심해서 죽을 지경이니, 남편 성욕 줄이는 약을 처방해 달라는 것이다.

그 여성분 입장은 백 번 이해하지만, 그래도 그렇지, 뭘 서방님을 발기가 안 되게 한단 말인가? 그리고 막상 발기 안 되게 해놓는다 치자. 그렇게 되면 나중에 무슨 원망을 듣겠는가.

그래서 내가 웃으면서 고사리, 콩고기, 율무, 숙주나물 등을 많이 먹이라고 했다. 이게 다 정력 떨구는 식품이었기 때문이다.

□ 정력을 저하시키는 식품

◆ 고농축 대두 추출물

"간장이 정력을 저하시킨다"는 말을 들어본 적 있는가?

간장을 만드는 주원료인 대두의 이소플라본 대사산물인 '에쿠올(equal)'이 남성호르몬의 일부인 DHT(dihydrotestosterone)와 정자생성에 방해가 된다.

반찬 정도로 먹는 간장과 두부 정도는 상관없고 고농축 대두 추출물, 콩고기 등을 장기 섭취하는 것을 조심하란 말이다.

◆ 쌀밥, 밀가루, 빵 등 정제된 탄수화물

정제된 탄수화물은 트립토판 분비를 증가시키며, 이 물질은 신경전달 물질인 '세로토닌'을 생성해 불안증, 불면증, 우울증 완화에 도움이 된다. 그러나 지나친 정제 탄수화물 섭취는 반대로 성욕을 감퇴시킨다.

◆ 고사리, 정말 남성정력을 떨어뜨릴까?

여러분 생각은 어떤가? 맞다? 틀리다?

문헌적 근거로 『동의보감』, 『식료본초』 등에 보면 "고사리는 다리에 힘을 빼 보행에 지장을 주고, 양기를 저하시켜 음경을 수축시킨다"라고 했다.

실제 생고사리의 티아미나아제(thiaminase) 성분은 티아민(비타민 B1)을 분해시킨다.

티아민이 부족하면 사지근육이 약화되고, 말초신경이 약화되며, 심혈관질환, 말초혈관질환, 모세혈관질환 등을 유발시킬 수 있다. 그러니 발기부전의 원인이 될 수 있을 것이다.

◆ 율무

정력저하 식품으로 소문난 율무는 반은 맞고 반은 틀린 말이다.

율무는 성질이 서늘하며 체내 습열을 배출시키는 데 훌륭한 효능을 하는 식품이다.

그런데 율무의 성질이 서늘하다 보니 양기를 내려준다. 따라서 몸이 찬 사람들에게는 정력저하를 가져올 수 있다.

하지만 반대로 열성체질인 사람에게는 오히려 지나친 체열을 조절해서 정력을 증가시킬 수 있다.

◆ 숙주나물

역시 반은 맞고 반은 틀린 말이다.

숙주나물도 성질이 찬 식품이다 보니 양기를 내려 몸이 찬 사람들에겐 정력저하를 가져올 수 있다.

하지만 반대로 열성체질인 사람에게는 오히려 지나친 체열을 조절해 정력을 증가시킬 수 있다.

◆ 가공식품, 패스트푸드

하버드대 연구팀 발표에 의하면 가공육을 매일 섭취하면 정자 수와 정자질이 현저히 저하된다고 한다.

또한 가공식품과 패스트푸드는 포화지방 증가, 콜레스테롤 증가, 동맥경화 유발, 비만 등을 유발시켜, 음경 해면체 혈액순환을 방해하여 발기부전이 될 수도 있다.

◆ 브로콜리

원래 브로콜리는 정력을 증강시키는 좋은 식품이다.

그런데 재미있는 것이 브로콜리를 과다 섭취하게 되면 특유의 체취가 발생하고, 이 체취를 상대방이 맡게 되면 상대방의 성욕이 감퇴된다고 한다.

혹시 본인은 발기부전으로 고민 중인데 아내가 자꾸 부부관계를 요구한다면 브로콜리를 많이 먹어보라.

◆ 음주

알코올은 교감신경을 마비시키고, 남성호르몬 생성에 방해가 되며, '성미네랄'이라 불리는 아연 흡수를 방해한다.

또한 알코올을 분해하는 과정에서 생기는 아세트알데히드(acetaldehyde)로 인해 정자 생성에 방해를 받는다.

◆ 커피

성관계 1시간 전에는 절대 커피를 마시지 말라. 커피의 카페인으로 인해 심박 수가 올라가 긴장감이 높아진다.

또한 호르몬 불균형으로 인해 성욕이 줄어든다.

◆ 설탕

정제 설탕은 렙틴(leptin) 수치를 높여 남성호르몬 분비를 저하시키고, 정자 결핍증 등을 유발한다.

뿐만 아니라 당뇨병 악화, 면역력 저하, 피로, 고혈압 등의 원인이 되므로 발기부전의 원인이 된다.

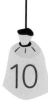

10

남성갱년기, 무기력, 오십견 방치하면 큰 병 부른다

남자가 무슨 죄인가?

젊어서 죽도록 일하다가 중년 넘으면 몸도 마음도 여기저기 고장이 난다. 나이 들어 그러려니 하거나, 남자라는 이유로 가족에게 약한 모습을 보이고 싶지 않아 병을 숨기려고 한다.

이제는 그러지 말자. 남자는 왜 맨날 슈퍼맨처럼 강해야만 되는 건가? 남자도 가끔은 약해져도 된다.

한방에서는 50세 이후 남성들이 겪는 오십견, 정력저하, 만성통증, 우울감, 만성피로감, 무기력감, 의욕상실 등을 모두 남성갱년기 증후군으로 본다.

남성갱년기는 심리적 증상과 신체적 증상으로 분류해서 나타나며, 치료 또한 분류해서 하게 된다.

남성에게 좋은 약초

남성은 여성에 비하여 호르몬의 저하가 서서히 일어나기 때문에 갱년기인지도 모르고 지나가거나, 나이 탓이려니 하고 방치하게 된다.

그러나 노년을 건강하게 살려면 남성갱년기는 반드시 치료해야 한다.

50여 년 이상 삶의 무게를 견뎌내느라 에너지가 고갈된 몸이, 에너지 재충전을 해달라고 보내는 신호가 바로 갱년기 증상이다.

방치하게 되면 당뇨, 고혈압, 심혈관질환, 뇌혈관질환, 골다공증, 전립선비대증, 조루, 발기부전, 오십견 등 다양한 질병 문제가 생길 수 있다.

그럼 남성갱년기 증상 자가 체크를 한번 해보자.

< 남성갱년기 자가 진단표 >

신체적 증상	심리적 증상
① 성욕저하, 발기부전, 조루가 있다	① 이유 없이 불안하고 초조하다
② 오십견 같은 어깨통증이 온다	② 자꾸 우울한 생각이 든다
③ 식욕이 저하되고 소화불량이 있다	③ 집중력저하, 건망증이 있다
④ 탈모 현상이 있다	④ 잠이 안 오거나 새벽에 깬다
⑤ 복부비만, 만성변비가 있다	⑤ 자꾸 화가 나고 짜증이 난다
⑥ 각종 관절통, 근력감소가 있다	⑥ 이유 없이 가슴이 뛰고 놀란다
⑦ 상체 열감이 있다	⑦ 감정기복이 심해졌다
⑧ 무기력하고 늘 피로하다	⑧ 이유 없이 종종 울고 싶어진다
⑨ 안면홍조가 있다	⑨ 매사 의욕이 떨어진다
⑩ 여기저기 전신통증이 있다	⑩ 삶에 의미가 없다
합계	

증상이 1~3개이면 신체적·정신적 건강상태가 양호한 것으로 보이며, 증상이 4~6개이면 갱년기 미약증으로 신체적·정신적 건강상태 점검이

필요하며,

증상이 6~20개이면 갱년기 중중으로 빠른 치료를 필요로 하는 단계이다.

남성갱년기는 혈액검사로 쉽게 진단할 수 있으니, 위와 같은 증상들이 복합적으로 나타나면 꼭 검사를 받아보기 바란다.

□ 남성갱년기에 좋은 약재

◆ 당귀(當歸)

당귀는 양질의 피를 만들어 내고 피를 맑게 하는 대표적인 혈약(血藥)이다.

당귀의 대표 약리물질인 쿠마린계의 데쿠르신(decursin), 데쿠르시놀(decursinol) 등은 혈행개선에 중요한 효능을 한다.

따라서 불량한 혈액으로 인해 발생한 질환인 혈액순환장애, 심혈관질환, 뇌혈관질환, 뇌동맥경화, 혈전, 고지혈 등을 예방하거나 치료하고 심근경색, 울혈성 심부전증, 만성통증, 불면증, 우울증 등을 예방·치료한다.

◆ 생지황(生地黃)

생지황은 약성(藥性)이 심·간·신장에 작용하고, 양음생진(養陰生津)하여, 갱년기 남성들에게서 나타나는 음허증을 다스린다.

또한 생혈(生血), 청열(淸熱), 양혈(凉血), 소어(消瘀)하니 양질의 피를 만들고, 피를 맑게 하며, 어혈을 제거하여 만성통증 등에 효능이 있다.

◆ 맥문동

약성이 폐·심·위장에 작용하며, 특히 폐음을 길러 폐를 촉촉하게 만들어

주는 요약으로 중·노년의 폐장건강 강화의 1등 공신이다.

또한 사포닌(saponin) 성분이 함유되어 있어 기력보충, 원기회복, 신체 허약 등을 치료하고 그 외에도 강심안신(强心安神) 작용으로 인해 불안, 초조, 가슴 두근거림, 우울증 등을 완화하는 데 도움이 된다.

◆ 작약(芍藥)

작약은 간 건강을 지키는 대표 약재이다. 한방에서 혈액생성 처방 방제 인 '사물탕'에 들어가는 주요 약재로 피를 만들고, 간의 기능을 높여준다.

주요 효능은 울화 해소, 불면증 완화, 각종 통증 완화, 진통작용, 이뇨작 용, 체내 노폐물 제거 등이 있다.

◆ 황백(黃柏)

약성은 신장, 방광, 대장에 주로 작용하며, 갱년기증에 나타나는 허열을 치료하는 요약이다. 따라서 오후 발열, 상체 열감, 식은땀, 유정, 도한 등을 치료한다.

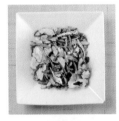
당귀

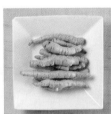
생지황

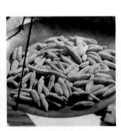
맥문동

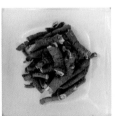
작약

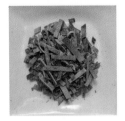
황백

□ 약재 사용방법

◆ 남자기력차

① 생지황 50g, 당귀 8g, 맥문동 8g, 백작약 8g, 황백 3g에 물 3L를 넣는다.

② 가장 약한 불로 2시간 끓여 1L 정도 되게 한다.

③ 이것을 하루 동안 물처럼 복용한다.

◆ 남자기력환

① 건지황 800g, 당귀 800g, 맥문동 800g, 백작약 800g, 황백 300g에 찹쌀 풀과 꿀을 혼합한다.

② 먹기 좋은 크기로 환을 만든다.

③ 이것을 1일 3회, 1회 10g 정도 식사 전에 복용한다.

   (위의 양은 3개월 정도 복용할 수 있는 양이다.)

왕의 정력제 민물뱀장어구기자탕

옛날에는 물개의 거시기인 해구신을 최고의 정력제로 꼽았다. 왜일까? 물개는 발정기에 교미를 하루에 10~20회씩이나 한다고 알려져 있기 때문이다. 하루 20회를 한다 하면 이거 찔끔대다 마는 게 아닌지 의문이 들기도 하지만 의무방어전 치르기도 힘든 많은 남성분들이 부러워할 만한 대목이다. 한편 사랑의 짝짓기 하면 또 뱀이 있다. 이 뱀과 닮은 성질이 있어 어디든 힘 있게 잘 들어간다는 뱀장어도 남성분들께 인기 스태미나 식품이다.

스태미나(stamina)라고 하면 보통 남자들에게만 필요한 말이라고 생각할 수 있지만 아니다. 강인한 체력, 지구력을 말하는 스태미나(stamina)는 남녀노소 모든 분들에게 필요하다.

스태미나 식품이라고 하면 대표적으로 떠오르는 게 장어다. 옛 궁중에서는 임금님의 보양식으로 장어탕을 올릴 때는 식사를 담당하던 곳인 소주방에서 만들지 않고 내의원에서 만들었는데 식사가 아닌 약으로 대접받았기 때문이라고 한다. 또한 '춘3하6추1동무시(春三夏六秋一冬無時)'라는 말이 있는데 성행위는 봄에는 3일에 한 번, 여름에는 6일에 한 번, 가을에는 하루 걸러 한 번, 겨울에는 시도 때도 없이 즐겨도 된다는 말이다.

그럼 궁중 스태미나 식품 '민물뱀장어구기자탕'에 대해 알아보자.

□ 민물뱀장어구기자탕 재료별 효능

◆ 민물뱀장어

민물뱀장어 하면 자양강장, 지구력 증강, 면역력 증강, 항산화 작용에 대표 식품이다. 따라서 발기부전, 조루, 활정, 몽정 등을 치료하고 항암효과, 노화방지, 모세혈관 강화, 발육촉진, 피부미용 등에도 효과가 있는 것으로 알려져 있으며 양질의 단백질과 지방, 비타민A, B, E, 칼슘, 마그네슘, 인, 철, 칼륨 등이 풍부하다.

이웃나라 일본에서도 민물뱀장어는 보양식으로 분류되어 우리나라가 복날에 삼계탕을 먹듯이 일본에서는 민물뱀장어 덮밥을 먹으며 여름을 나기 위한 스태미나를 챙긴다. 또한 독일 함부르크 지방에서는 여름 별식으로 알주페(aalsuppe)라는 '민물뱀장어 수프'를 먹는다고 한다.

◆ 구기자

구기자는 대표적인 보음약으로 흑염소의 보양약과 음양의 조화를 이루어 주는 찰떡궁합 약재다. 신장을 강화하고 정혈을 보충시켜 성기능 개선,

성욕촉진, 정력증강 작용, 전립성 비대증 치료에 효과적이다. 그 외에도 여성갱년기 증후군 예방, 각종 심장질환 예방, 인슐린 비의존성 제2형 당뇨병 환자의 혈당을 조절, 각종 암세포 사멸, 항고혈압·항혈전, 항콜레스테롤 작용을 한다. 여기에 최근에는 지방간 치료에 도움을 주고 간 해독 작용, 치매 예방까지 한다는 연구결과도 발표되었다.

◆ 사상자

사상자는 '뱀도랏'이라고도 불린다. 뱀이 사상자 열매를 즐겨 먹기 때문에 양기가 충만하여 교미를 오래 한다는 설이 있는 탓이다. 이러한 사상자는 한의학에서 양기보충과 정력증진, 정자 생성 등을 하는 약재로 분류된다. 신장의 양기를 도와 신장과 방광, 생식계의 기능을 강화시키고, 근골 강화, 허리힘 강화로 남성 원기회복, 지구력증강에 효과적이다.

◆ 복분자

복분자가 정력에 좋다고 알려진 이유는 남성호르몬인 '테스토스테론'의 분비를 촉진시키는 물질을 함유하고 있기 때문이다. 실제 동물실험을 통해 복분자 추출물의 효능을 연구한 결과 이 테스토스테론 호르몬의 분비량이 대조군의 약 17배가량 증가하는 결과가 나타난 바 있다.

복분자를 발기부전이나 조루, 성욕감소 등을 예방하는 데에 사용하려면 익기 직전 녹색일 때 채취하는 것이 약성이 우수하다. 복분자는 잘 익을수록 까만색을 띠게 되는데 익은 복분자의 까만 색소 성분인 안토시아닌은 뛰어난 항산화 작용으로 세포를 보호하고 노화를 방지하는 효능이 있다.

◆ 마늘

마늘은 약성이 따듯하고 부신기능강화, 부신해독작용, 호르몬분비촉진을 시키기 때문에 남성에겐 자양강장, 정력증강에 효과가 있고, 여성에겐 성불감증, 자궁냉증, 자궁허증 등에 큰 도움을 준다. 특히 흑마늘에 포함된 게르마늄, 셀레늄, 스코르디닌 성분이 강한 효능을 보인다. 또한 마늘의 알리신, 지질, 칼륨 등이 피를 맑게 하고, 혈전분해, 혈액순환을 촉진하여 동맥경화, 심부전증, 뇌일혈, 뇌출혈, 고혈압 등 각종 혈관병을 예방한다.

잘 알려진 마늘의 우수한 효능으로 항암효능이 있다. 마늘은 세계적으로 인정받은 한방 항생제요 해독제로서 강력한 항균, 항바이러스, 항암 작용을 한다. 특히 마늘의 알리신 성분은 항생제인 테라마이신이나 페니실린보다 훨씬 강력한 살균력이 있다.

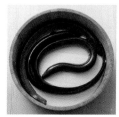
민물뱀장어

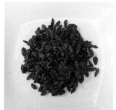
구기자

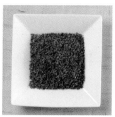
사상자

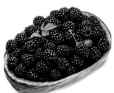
복분자

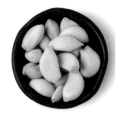
마늘

□ 민물뱀장어구기자탕

① 민물뱀장어 1마리, 구기자 10g, 토사자 10g, 사상자 10g, 복분자 10g,
  마늘 10g을 준비한다.
② 물 3L를 넣고 1시간 정도 푹 고아 낸다.
③ 하루 3번 나누어 복용한다. 국물과 건더기를 모두 복용해도 좋고, 꼭
  짜서 국물만 복용해도 좋다.

• 1주일에 1번씩 4번 정도 부부가 함께 복용하면 밤일이 황홀해서 날 새
  는 줄 모를 정도의 효과가 있다.
• 남성정력증강, 여성갱년기, 체력저하, 신장기능 강화, 뇌기능 강화, 만
  성피로, 구강건조증, 혈액순환 등에 우수한 효능이 있다.
• 구기자는 약주를 뿌려가며 은근하게 볶고, 토사자는 연한 소금물을 뿌
  려가며 은근하게 볶아 사용하면 더욱 효능이 배가된다.

왕의 정력제 오골계황기연실탕

임금들에게 왕자 생산을 위해 처방한 정력제, 조선왕조 500년 자양강장 궁중자연요법인 '오골계연실탕', 그 비법을 공개한다.

오골계연실탕은 남자 정력증강에만 좋은 것이 아니라, 남녀노소 누구에게나 도움이 된다. 여성갱년기, 체력저하, 만성피로, 골다공증, 신장강화 등에도 효과가 우수하기 때문이다. 여성분들은 이거 만들어서 서방님과 함께 드시면 님도 보고 뽕도 따고, 도랑 치고 가재 잡고~

옛날에는 정력제로 동물의 생식기, 뱀, 물개 거시기 등을 먹곤 했다. 세종대왕은 수탉과 수소의 고환을, 연산군은 백마의 음경을 정력제로 활용했다고 알려져 있다. 하지만 조금 더 세련되게 먹어 보고 싶다면 역시 오골계황기연실탕만한 것이 없을 것이다. 특히 궁중에서는 오골계에게 땅강아지, 지렁이, 파리유충을 먹여서 키워 사용했는데 현 시대에는 자연 방목하여 건강하게 키운 오골계를 사용하면 좋을 것이다.

□ 오골계연실탕 재료별 효능

◆ 오골계

오골계는 간장과 신장의 힘을 북돋아 양기를 보충해 주고, 체내에 쌓인 독소를 해독하며, 전신 통증과 관절염에도 효능이 있다. 실제로 『동의보감』에서는 '신경통, 타박상, 골절상, 중풍 예방에 효험이 있다'고 말하고 있다. 뿐만 아니라 심혈관질환, 뇌혈관 질환, 여성질환, 노인성질환, 치매 등을 예방하는 효능도 우수하다.

◆ 연실

연실은 연꽃 열매로, 오래 묵은 연실은 70세에도 득남할 수 있다 하여 궁중에서 귀한 강장제로 쓰인 특별한 재료다. 프랜시스 케이스는 연실을 저서 『죽기 전에 꼭 먹어야 할 세계 음식 재료 1001』에서 다루고 있을 정도다.

양기 보양, 심장기능 강화, 심신안정에 더해 스트레스를 해소시키고, 신경과민, 우울증, 불면증에도 좋다. 『동의보감』은 연실의 효능에 대해 "오래 먹으면 온갖 병을 낫게 하고 몸이 좋아진다."고 기록하고 있으며 약재 중 첫 번째 과실로 언급할 정도로 중요하게 다뤘다.

연실은 현대의학에서도 대표적인 우수 영양식품으로 꼽힌다. 전분과 탄수화물, 단백질, 지방 등 주요 영양소는 물론, 비타민 C, 비타민 B1, 비타민 B2, 철분, 칼슘, 인, 나이아신, 구리, 망간 등 각종 무기질이 고루 들어 있는 것으로 유명하다.

◆ 황기

한의학에서 황기는 대표적인 보기 약재이며 자양강장제로 사용되는 귀한 약재에 해당한다. 그래서 전통적으로 황기는 만성피로, 식욕상실, 빈혈, 상처회복, 발열, 알레르기, 자궁출혈, 자궁탈수 등에 사용되어져 왔다. 황기 추출물이 정자운동성을 증가시키며, 수컷 동물의 발정을 유발한다는 임상 연구 결과도 존재한다. 황기는 강장작용, 면역조절 활성, 항-고혈당 활성, 항염증 활성, 항산화 효과, 항바이러스 활성, 혈압에 대한 효과, 항암작용 등의 약리작용이 뛰어나다.

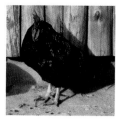
오골계

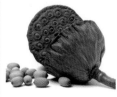
연실

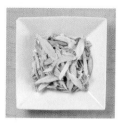
황기

□ 오골계황기연실탕

① 중간크기 오골계 1.5kg 정도 1마리, 연실(연꽃 열매)25g, 황기 15g를 준비한다.

② 물 3L를 넣고 1시간 정도 푹 고아 낸다.

③ 하루 3회에 나누어 복용한다. 국물과 건더기를 모두 복용해도 좋고, 꼭 짜서 국물만 복용해도 좋다. 부부가 함께 복용해도 효과가 좋다.

• 연실은 미리 불렸다 불린 국물째 넣어 주면 좋다.
• 맥반석이 있다면 10g짜리 2개를 넣어 주면 효능이 좋아진다.
• 연실은 오래 묵은 것일수록 효능이 좋다.

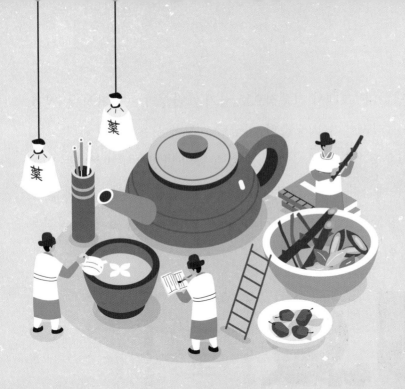

여성에게 좋은 약초

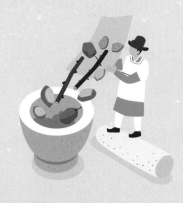

01

촉촉한 여자 되기
(질건조증에 좋은 약초)

여성 중에 질건조증, 성욕감퇴, 성교통으로 고생하는 사람들이 의외로 많다. 사실 여성이 행복한 성생활을 하자면 질이 촉촉하고 따듯해야 한다.

그런데 질건조증은 대체로 어느 연령대에서, 왜 겪게 되는 것일까?

일반적으로는 50~60대 이상의 폐경기 여성들만 겪을 것이라고 생각할 것이다.

아니다. 잘못된 생각이다. 30~40대, 심지어는 20대도 질건조증으로 고통을 호소하는 경우가 많다.

□ 원인

질건조증의 원인은 매우 다양하다. 폐경, 난소적출, 자궁적출, 피임약복용, 출산, 비만치료, 만성스트레스, 만성피로, 노화 등으로 에스트로겐이 감소하게 되고, 이로 인한 호르몬 부족이 가장 큰 원인이다.

한의학적으로는 자궁 및 신장 기능 약화로 질 주변에 기혈순환이 안 돼 질과 요도구에서 질액이 잘 안 나오게 되는 것이다.

간혹 쇼그렌 증후군(Sjogren's syndrome)으로 액체를 분비하는 외분비샘에 림프구가 침범하여 질건조증, 구강건조증, 안구건조증 등을 겪는 경우가 있다. 원인은 자가 면역질환, 유전적 요인, 자율신경계 장애, 감염 등이 원인이다.

□ 증상

질액이 안 나오면 어떻게 되겠는가?

당연히 성관계 시 통증이 심하고, 성욕도 감퇴되고, 성관계 후엔 상처로 인한 쓰라림, 출혈, 질염, 요도염, 외음부염 등으로 재미는 같이 보고 여성만 개고생하게 된다.

이런 여성들 사정도 모르고, 남편은 눈치 없이 해달라고 보채면 짜증나고, 화나고, '저 원수 꼴도 보기 싫다'가 막상 또 안 보채봐라. '저 인간 바람난 거 아녀?' 하면서 불안도 하고, 섭섭하고, 씁쓸하고 그렇다. 우리 여성들이라면 다 이해가 가지 않는가?

질액의 분비가 줄고 있다는 건 단순히 성관계 시 불편감과 통증을 유발하는 문제만이 아니고, 여성 건강의 이상 신호임을 기억해야 한다.

□ 해결방법

질건조중 치료를 위해서 한방에서는 먼저 신장의 음액을 중강시켜 질을 촉촉하게 만들고, 자궁의 기혈을 순환시켜 따뜻하게 만들고, 성감을 중강시켜 준다.

간혹 질건조중에 좋다는 약초들을 무분별하게 먹어서 부작용을 겪는 사람들이 있다. "선무당이 사람 잡는다"는 말은 다 알 것이다. 약초에 대한 상식도 이와 마찬가지이므로, 제대로 알고 복용해야 한다.

언젠가 50대 후반의 미모의 여성이 생지황 부작용으로 인해 나를 찾아왔다.

자기 친구가 질건조중에 생지황이 좋다고 하여 한 박스를 달여 먹었다고 한다.

생지황은 질액 분비물을 중강시키는 데 아주 좋은 약재인 것이 맞다. 그런데 왜 부작용이 난 것일까?

이 여성을 보니 냉체질이었고, 손은 얼음장처럼 차고, 얼굴은 창백한데 관골에는 안면홍조가 발그스레했다.

이 여성의 사연을 듣고 있는데 이 노래가 생각났다.

"야야야~~ 내 나이가 어때서 사랑하기 딱 좋은 나인데~~~"

맞다. 이 여성은 사랑을 하는 중이었다. 불륜이냐고? 에이, 그럴 리가. '내로남불'은 정치인들 특기고, 이 여성은 사별한 남자를 만나 사랑에 빠져서 재혼을 약속했다고 한다.

그리고 몇 번의 숙박여행을 다녀왔던 것. 오래 굶은 과부와 홀아비가 숙박여행을 떠났으니 무슨 일이 벌어졌을까?

　그런데 여기서부터 심각해진다.

　황홀하고 행복해야 할 그 밤들이 성교통으로 인해 전혀 즐겁지 않았다고 한다.

　당연한 일이다. 50대 후반이니 완경 후 급격히 성욕이 감퇴됐을 테고, 자궁에 기혈순환도 안 될 테고, 여성호르몬 분비도 곤두박질쳤을 테고, 갱년기증으로 허열은 훅훅 떠오를 테고.

　그러니 질액인들 맘 먹은 대로 나오겠는가? 아프고 환장할 수밖에.

　그래서 재혼 전에 그곳 중요 부위를 촉촉하게 만들어야 되겠다고 맘먹고 생지황을 한 달간 진땡이로 달여 마셨다는 것이다.

　그러던 중 어느 날부터인가 아랫배가 뒤틀리듯 아프면서, 이건 생리도 아닌 것이 마치 백대하처럼 끈적거리는 물질이 열흘이 넘어도 멈추질 않고 쏟아져 나왔다고 한다.

　그제야 '아이고, 이거 큰일 났구나!' 싶어 나를 찾아온 것이다.

　생지황 부작용이다. 이 여성은 종합적인 찬 체질의 음성(陰性) 여성인데, 자기 체질은 생각지도 않고 아주 찬 성질의 생지황을 한 달씩이나 진땡이로 복용했으니 부작용이 안 나고 배기겠는가.

　그나마 아래로 흘러나오기라도 해서 다행이지, 만약 체내에 정체됐다면 큰일 날 뻔했다.

　하마터면 이 아름다운 여성은 촉촉한 여자 되려다 축축한 여자가 될 뻔했다.

□ 질건조증에 좋은 약초

◆ 건지황

약성이 간과 신장에 작용하며, 신장음액을 길러 질건조증 완화에 도움을
준다.

◆ 음양곽

약성이 신장·간장에 작용하며 보신장양, 양위, 빈뇨, 관절질환 등에 효능
이 높다.

◆ 구기자

약성이 신장·간장에 작용하며, 간과 신장에 부족한 음액(陰液)을 길러주
는 요약이며, 당뇨질환, 관절질환, 시력증강 등에도 효능이 높다.

◆ 당귀

약성이 간장·신장·비장에 작용하며, 부인과 조경의 요약이며, 혈액생성,
혈행개선에 효능이 높다.

◆ 황백

약성이 신장, 방광, 대장에 작용하며, 체내에 발생하는 불필요한 허열을
잡아준다.

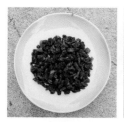
건지황

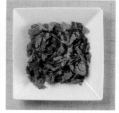
음양곽

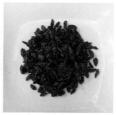
구기자

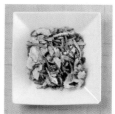
당귀

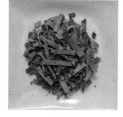
황백

□ 복용방법

◆ 자음차(滋陰茶)

① 건지황 7g, 음양곽 7g, 구기자 7g, 당귀 7g, 황백 4g에 물 3L를 넣는다.

② 가장 약한 불로 2시간 끓여 1L 정도 되게 한다.

③ 이것을 하루 동안 물처럼 복용한다.

　(3개월 이상 장복해도 된다.)

◆ 자음환(滋陰丸)

① 건지황 700g, 음양곽 700g, 구기자 700g, 당귀700g, 황백400g를 곱게 가루 낸다.

② 가루 낸 약재에 찹쌀풀과 꿀을 혼합하여 먹기 좋은 크기로 환을 만든다.

③ 이것을 1일 3회, 1회 8g 정도 식사 전에 복용한다.

　(위의 양은 3개월 정도 복용할 수 있는 양이다.)

여성에게 좋은 약초

잔주름 쫙, 피부미백,
잡티제거, 동안 한방팩

잔주름 쫙쫙~, 윤기 짜르르~, 백옥 같은 동안(童顔) 만들기!
명품 한방팩과 한방차로 도전해 보자.

얼굴 노화의 원인을 한방에서는 위, 간, 폐, 신장의 기능이 약화되어 이로 인해 피부노화, 건조, 탄력저하, 거침, 잔주름, 기미 등이 발생하는 것으로 본다.

특히 기미의 원인은 다양해서 위장 소화기관이 허한(虛寒)할 때, 간의 울화증(鬱火症)으로 소설작용(疏說作用)이 떨어질 때, 신장기능 부조화로 여성호르몬이 과다생산되는 것 등을 원인으로 본다.

정리해 보면 간질환, 난소기능부전, 갑상선질환, 임신, 피임약복용, 호르몬변화, 내분비질환, 만성스트레스, 만성변비, 신진대사 기능저하, 체내열독 쌓임 등이 다 원인이 된다.

양방에서 원인으로 보는 안면부 피하에 존재하는 콜라겐, 엘라스틴 등의 세포감소, 자외선, 수면부족, 스트레스 등과 유사한 것이다.

　따라서 한방적 치료방법으로는 위장관 기능개선으로 소화를 돕고 변비를 개선시키며, 간과 심장의 열을 내려주고, 신장과 하초의 혈액순환을 개선하여 어혈을 풀어주고, 폐장기능 강화로 피부의 주리(腠理)를 관리하며, 안면부에 뭉친 열독을 풀어주고 영양을 공급해 주는 것 등으로 해결해 준다.
　그러면 언제나 '꽃청춘'으로 동안을 유지하는 잔주름 쫙, 피부 탱탱, 백옥 피부, 윤기 짜르르, 기미 싹싹에 좋은 한방팩과 한방차를 알려주겠다.

□ 한방팩 만들기

1. 영화공주동안고(피부탄력·잔주름 팩)

1) 날콩가루 8g, 도인가루 8g, 율피가루 8g, 꿀 5g, 우유 10g을 혼합한다.

2) 스팀타월로 1~2분간 모공을 열어준다.

3) 부드러운 붓으로 바른 후 30분 동안 둔다.

4) 미온수로 잘 씻어낸 후 기초화장품으로 마무리한다.
　주 2회 3개월 이상 꾸준히 해준다.

2. 백옥고(기미·미백·잡티 팩)

1) 녹두가루 6g, 신이화가루 6g, 백복령가루 6g, 백강잠가루 6g, 우유 15g을 골고루 섞는다.

2) 스팀타월로 1~2분간 모공을 열어준다.

3) 부드러운 붓으로 바르고 자극되지 않을 정도로 5분간 부드럽게 마사

지해 준다.

절대 무리하게 자극하지 말라.

무리한 자극은 진피층의 멜라닌 세포를 건드려 악화시킬 수 있다.

4) 미온수로 잘 씻어낸 후 기초화장품으로 마무리한다.

주 2회 3개월 이상 꾸준히 해준다.

3. 자윤고(윤기·보습 팩)

1) 녹두가루 6g, 해초가루 6g, 오이 간 것 10g, 꿀 5g, 우유 5g을 골고루 섞
   는다.

2) 스팀타월로 1~2분간 모공을 열어준다.

3) 부드러운 붓으로 바르고 자극되지 않을 정도로 5분간 부드럽게 마사
   지해 준다.

절대 무리하게 자극하지 말라.

무리한 자극은 진피층의 멜라닌 세포를 건드려 악화시킬 수 있다.

4) 미온수로 잘 씻어낸 후 기초화장품으로 마무리한다.

주 2회 3개월 이상 꾸준히 해준다.

4. 청안고(피지·모공 팩)

1) 녹차가루 7g, 팥가루 7g, 율피가루 7g, 마치현가루 5g, 우유 5g을 골고
   루 섞는다.

2) 스팀타월로 1~2분간 모공을 열어준다.

3) 부드러운 붓으로 바르고 자극되지 않을 정도로 5분간 부드럽게 마사
   지해 준다.

절대 무리하게 자극하지 말라.

무리한 자극은 진피층의 멜라닌 세포를 건드려 악화시킬 수 있다.

4) 미온수로 잘 씻어낸 후 기초화장품으로 마무리한다.

주 2회 3개월 이상 꾸준히 해준다.

□ 한방차 만들기

1. 백옥차(기미·미백)

1) 백지 6g, 백복령 6g, 치자 6g, 사삼 6g을 혼합한다.

2) 물 3L에 1시간 은근히 끓인다.

3) 물 대신 복용한다.

매일 3개월 이상 꾸준히 복용한다.

2. 동안차(피부탄력·잔주름)

1) 육계 6g, 맥문동 6g, 구기자 6g, 황기 6g을 혼합한다.

2) 물 3L에 1시간 은근히 끓인다.

3) 물 대신 복용한다.

매일 3개월 이상 꾸준히 복용한다.

□ 약재별 효능

◆ 날콩가루

이소플라본과 레시틴 성분의 고함유로 피부 촉촉, 수분공급, 피지분비

조절, 피부노화 방지, 주름개선, 영양공급, 해독, 피부윤택 등의 작용을 한다.

◆ 율피가루

탄닌 성분은 모공수축, 노화방지, 피지제거 등과 함께 여드름, 뾰루지 등을 제거한다.

◆ 복령가루

얼굴 부위의 막힌 경락을 풀어 수액대사를 촉진시키고 피부 촉촉, 피부 미백 등의 효능을 한다.

◆ 도인가루

불포화지방산이 피부를 매끄럽고 윤기 있게 하며 혈액순환 촉진, 잔주름 개선, 보습, 미백, 어혈제거, 혈액순환 등을 돕는다.

◆ 녹두

기미제거, 피부의 독소 제거를 돕고 얼굴을 윤택하게 한다.
중국 4대 미녀 중 하나인 서시처럼 예뻐지는 처방이라는 뜻을 가진 '옥용 서시산'에 녹두가 가장 중요한 약재로 쓰인다.

◆ 팥가루

모공 속의 피지 및 노폐물, 윤기 관리에 도움을 준다. 팥가루는 모든 피부에 사용해도 무리가 없는 성분이다.

◆ 백강잠가루

오장육부의 열독이 얼굴로 올라와 색소침착되는 것을 풀어주고 피부를 미백시킨다.

조선시대 궁중에서 왕비들이 사용한 '옥용분'에 들어가는 대표 약재이다.

◆ 육계

인체를 따듯하게 하며, 안면부 기혈순행을 돕는다.

◆ 맥문동

폐음을 기르는 요약으로 안면부에 윤기를 준다.

◆ 사삼

음액 생성의 요약으로 피부를 촉촉하게 한다.

◆ 백지

피부에 발생한 일체의 트러블을 완화시킨다.

◆ 우유

피부수분 공급, 영양 공급을 한다.

원래 옛날 궁중에서는 산양 젖을 사용했다고 한다.

◆ 꿀

건성·지성·중성 가리지 않고 모든 피부 타입에 적합하다.

모공축소, 피부영양, 독소배출, 각질제거 등의 효과가 있다.

배둘레헴·E.T. 똥배, 뱃살만 쏙쏙 빼기

나이가 들면 찌라는 얼굴엔 자꾸 살이 빠져 주름이 늘고, 찌지 말라는 뱃살, 허릿살, 팔뚝살은 자꾸 쪄서 배둘레헴, E.T.가 된다.

복부와 허리 비만은 내장지방과 피하지방으로 나누어 볼 수 있다. 내장지방은 장기를 둘러싼 체강 내에 지방이 축적된 것이고, 피하지방은 진피와 근막 사이에 위치하며 주로 지방세포로 구성되어 있어, 영양분의 저장 및 지방 합성, 열의 차단, 충격 흡수 등의 역할을 담당한다. 따라서 같은 뱃살, 허릿살이라도 내장지방이 피하지방보다 훨씬 건강에 나쁘다.

뱃살이 피하지방 비만인지 내장지방 비만인지 알 수 있는 간단한 방법이 있다. 배꼽 옆 부분의 살을 손가락으로 잡아서 살이 2cm 이상 잡히면 피하지방 비만이고, 2cm 이하로 잡히면 내장지방 비만일 확률이 높다.

복부비만은 장기 주위에 지방이 축적되다 보니 쉽게 빠지지 않는다. 윗배가 유난히 불룩해서 꼭 E.T.처럼 팔다리는 마르고 배만 불룩 나온다. 뱃살을 잡아보면 팽팽하여 살이 잘 안 잡힌다.

내장지방은 혈액 속으로 잘 흘러 들어가기 때문에 간, 췌장 등에 지방이 축적되고 당뇨병, 심장질환, 뇌졸중 등을 유발하는 원인이 된다.

배둘레햄형 비만은 아랫배가 처지고, 뱃가죽이 두껍게 잡히고, 허리 양쪽으로 날개가 생긴다. 천사의 날개라면 좋으련만 악마의 날개다. 옷 입을 때마다 '후, 자르면 삼겹살 서너 근 되겠다' 싶다.

E.T.형은 E.T.처럼 아랫배만 불룩해진다.

□ 뱃살이 찌는 원인

- 복부비만의 주된 원인은 첫째, 비장의 수습운화작용 저하로 지방, 영양, 혈액, 수분 등의 대사가 떨어지면서 운화, 소모, 분해가 잘 안 돼 그렇다.
- 두 번째는 탄수화물 과잉섭취, 운동부족, 만성스트레스 등도 원인이 된다.
- 수면부족이나 갱년기 등으로 인한 호르몬 밸런스 이상이 복부비만을 부른다.
- 여성은 출산, 유산, 완경 등으로 인해 자궁냉증, 하초냉증, 호르몬 저하 등이 되면 허벅지, 둔부, 배, 허리, 대퇴부 등에 피하지방이 축적된다.
- 음주로 인한 하복부냉증, 대장냉증도 원인이다.

□ 뱃살만 쏙쏙 빼기

한의학적으로는 뱃살을 빼려면 제일 먼저 위장, 비장, 대장, 방광 등을 강화시키고 따뜻하게 만들어서 대사를 활발하게 시켜주어야 한다.

또한 내장지방과 피하지방, 탁습, 독소 등을 분해시키고 배출시켜야 한다.

그렇지 않고 무지막지하게 다이어트만 하게 되면 100% 요요증후군이 생기고, 건강 이상까지 올 수 있다.

◆ 뱃살 쏙쏙 감비탕(減肥湯)

1) 약쑥 5g, 지실 5g, 복령 5g, 의이인 5g, 차전자 5g, 백출 5g을 혼합한다.

2) 혼합한 약재에 물 3L을 넣고 1시간 약한 불로 끓인다.

3) 하루 3회 식사 전에 1잔씩 복용한다.

매일 3개월 이상 꾸준히 복용하라.

1주일분을 한꺼번에 끓여 냉장 보관해도 된다.

◆ 뱃살 쏙쏙 감비환(減肥丸)

1) 약쑥 500g, 지실 500g, 복령 500g, 의이인 500g, 차전자 500g, 백출 500g을 혼합하여 곱게 가루 낸다.

2) 가루 낸 약재에 찹쌀풀과 꿀을 혼합하여 먹기 좋은 크기로 환을 만든다.

3) 1일 3회, 1회 10g 정도 식사 전에 복용한다.

위의 양은 3개월 정도 복용할 수 있는 양이다.

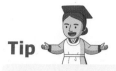

Tip

- 뱃살 빼는 데 찜질방, 요가, 수영 등은 효과 없다.

- 빠른 걷기운동이 최고다.

- 간헐적 다이어트가 좋다.

- 복근강화운동은 유산소운동이라 좋다.

- 섬유소식품의 충분한 섭취가 좋다.

- 따듯한 물의 충분한 섭취도 아주 좋다.

04

여성갱년기(완경기) 예방과
쉽게 극복하기

갱년기 하면 어떤 단어가 가장 먼저 떠오르나?

안면홍조? 심한 감정기복? 불면증?

괴로울 만큼 힘든 증상을 겪는 사람들도 많지만, 별 증상 없이 가볍게 넘어가는 사람들도 있다.

그러나 증상이 가볍다고 방치하면 안 된다. 갱년기 증상은 내 몸이 재충전을 원하고 있다는 신호이다. 따라서 갱년기 기간에 체력보충을 잘해 주어야 60대 이후 노년을 건강하게 보낼 수 있다.

보통 여성들의 경우 45~50세 정도가 되면 완경이 시작되면서부터 10년 정도를 갱년기 기간으로 보는데, 이 나이면 사실 한창때이다. 그러니 갱년기란 단어 대신 완경기라는 단어를 쓰면 좋겠다.

완경은 여성호르몬인 에스트로겐의 분비감소로 인해 일어나는 현상이다. 완경에 이르면 난소의 난자 수가 감소하고 난소기능이 저하되어 에스트로겐 분비도 크게 감소한다. 따라서 심리적, 신체적 변화를 겪는 시기를 말하는 것이다.

만약 난소적출, 자궁적출, 항암치료, 고혈압, 당뇨, 극심한 스트레스 등을 겪게 되면 더 젊은 나이에도 올 수 있다.

한의학에서는 갱년기(완경기) 증상을 단순하게 여성호르몬 감소에 의해 발생한 것으로만 보지 않는다.

오장육부의 기능이 전반적으로 저하되면서 체내 진액 고갈과 자율신경계 저하 등으로 인해 기혈, 음양의 불균형에서 발생한 것으로 본다. 그중에서도 특히 간장과 신장의 기능 저하가 가장 큰 영향을 미친다고 본다.

신체는 노화가 시작되면 오장육부 중 간장의 기운이 가장 먼저 쇠퇴하게 된다. 따라서 인체의 기혈순환을 조절하는 간장의 기운이 쇠퇴하고 순환이 되지 않는 '간기울결'의 증상이 나타난다. 따라서 짜증이 나고 우울해지고 만사가 귀찮아지며 열이 났다 추웠다 하는 증상은 모두 간의 기운이 잘 소통하지 못해 생기는 현상이다.

그다음 신장음액(腎臟陰液)이 부족해지면서 완경이 된다.

'신장음액'이라는 개념 안에 에스트로겐과 같은 호르몬이 일부 포함되어 있으며 갱년기(완경기) 증상이 단순하게 여성호르몬 감소만이 원인은 아니라는 것이다.

신장의 음액이 부족해지면 신체의 균형이 깨지면서 내과적, 정형외과적, 정신과적 증상이 다양하게 표출된다.

체내에 음액이 고갈되어 가니 허열이 훅훅 떠오르고 입술, 인후, 혀 등이 갈라지고 건조해지기도 하는 것이다.

□ 갱년기(완경기) 증상

◆ 신체적 변화

월경주기와 기간, 양이 불규칙하다가 1년 이상 월경을 하지 않게 되면서 완경이 된다. 이와 함께 혈관운동 조절의 변화로 얼굴과 상체가 화끈거리는 느낌이 자주 발생하고, 식은땀이 나고, 가슴이 두근거리기도 한다. 이로 인해 수면장애도 나타난다.

여성호르몬의 분비량이 줄어드니 뼈의 밀도가 낮아져 골다공증의 발생 빈도가 높아지고, 뼈와 근육의 통증도 발생하게 된다. 비뇨생식기 위축과 질액분비 감소로 인해 성욕저하와 심한 성교통을 겪기도 한다.

◆ 심리적 변화

여성호르몬이 급격히 감소하면서 자율신경의 균형이 깨지고 극심한 감정의 기복이 심하게 나타나게 된다. 불안하고 우울한 감정이 밀려오기도 하고, 신경이 예민해져 신경질적으로 변하기도 하며 건망증이 생겨 자신감을 상실하기도 한다. 그러나 완경만으로 이러한 증상이 나타나는 것이 아니라 평소의 감정과 정서 상태에 따라 사람마다 다양하게 나타나며, 이러한 심리적인 변화가 없는 사람도 있다.

그럼 간단하게 여성갱년기를 체크하는 방법을 알려드리겠다.

< 여성 갱년기증 자가 체크리스트 >

1	배에서 가슴으로, 가슴에서 얼굴로 열이 올라온다.
2	상부로 열이 올라오면서 식은땀이 나다가 금방 훅 하고 식어버린다.
3	얼굴, 특히 관골에 홍조가 생긴다.
4	무릎, 허리, 손목, 발목 등 관절통이 온다.
5	이유 없이 불안, 초조하거나 가슴이 두근거린다.
6	불면증으로 잠들기 어렵고 자주 깨거나 새벽에 깨어난다.
7	탈모 증세를 보인다.
8	전신이나 손발이 차다.
9	전신통, 근육통이 있거나 통증이 여기저기 돌아다닌다.
10	이유 없이 우울하거나 의욕이 없다
11	이유 없이 짜증, 신경질, 화가 치밀어 오른다.
12	빈뇨, 요실금, 방광염 증상이 있다.
13	급격히 성욕이 저하되거나 질건조증과 성교통이 있다.
14	기억력 저하, 건망증 등이 있다.
15	기분이 좋았다 나빴다 감정기복이 심해진다.

• 3~5개 증상을 보이면 갱년기 1단계로 볼 수 있으며, 6~8개 증상을 보이면 갱년기 2단계로 볼 수 있고, 9개 이상 증상을 보이면 갱년기 중증으로 볼 수 있다.

현재 미국 의학계에서는 호르몬 치료요법에 대해 부정적이다. "꼭 필요한 치료목적에만 '최소량'으로 '단기간'만 사용하라"는 지침을 내렸다.

여성호르몬제인 에스트로겐-프로게스테론 부작용으로 유방암, 뇌졸중, 심장의 관상질환, 요실금 등이 증가한다는 연구결과들도 있다.

따라서 천연 한약재를 이용하여 갱년기를 미리 예방하거나, 이미 갱년기 증상이 나타났을 때 도움을 받는 것이 부작용 염려 없는 갱년기 극복 방법이다.

『동의보감』에서는 갱년증 치료를 위해서 "부족해진 음기(陰氣)를 보충하고 지나치게 항진된 양기(陽氣)를 억제하는, '자음강화(滋陰降火)'의 원리를 적용하라"고 했다.

□ 여성 갱년기(완경기) 완화에 도움이 되는 약초사용법

◆ 보궁차(補宮茶)

1) 당귀 8g, 숙지황 8g, 맥문동 8g, 황백 3g, 지모 3g을 혼합한다.
2) 혼합한 약재에 물 3L을 넣고 2시간 끓여 1L 정도 되게 한다.
3) 하루 3회, 식사 전에 1잔씩 복용한다.
   매일 3개월 이상 꾸준히 1주일분을 한꺼번에 끓여 냉장 보관해도 된다.

◆ 보궁환(補宮丸)

1) 당귀 800g, 숙지황 800g, 맥문동 800g, 황백 300g, 지모 300g을 혼합하여 곱게 가루 낸다.
2) 가루 낸 약재를 찹쌀풀과 꿀을 혼합하여 먹기 좋은 크기로 환을 만든다.
3) 1일 3회, 1회 10g 정도 식사 전에 복용한다.
   위의 양은 3개월 정도 복용할 수 있는 양이다.

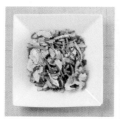
당귀

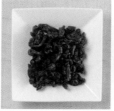
숙지황

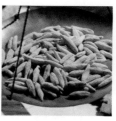
맥문동

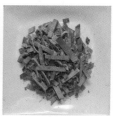
황백

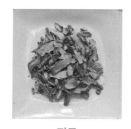
지모

Tip

- 그 외 여성 갱년기증 완화에 도움이 되는 차로는 질경이차, 차조기차, 칡차, 결명자차, 석류차, 칡차, 달맞이종자유 등이 있다.
- 고혈압, 비뇨기계 염증에 좋고 눈을 밝게 하며 소화에도 도움이 되어서 여성뿐 아니라 남성 갱년기에도 좋다.
- 심리적인 스트레스를 풀어주고 기운의 소통을 도와 몸의 찬 기운을 풀어주고 대소변 배출을 원활히 하는 데 도움을 준다.
- 진액을 보충하고 혈압을 조절하고 피로감을 해소하며 피를 맑게 해준다.
- 식은땀 해소와 변비 해소, 눈을 좋게 해준다.

추위 잘 타는 여성 따듯한 여성 만들기
(전신냉증, 사지냉증)

　1년 내내 추위를 타는 사람들, 여름에도 발이 시려 양말을 신어야 되는 사람들은 겨울이 오는 것이 무서울 것이다. 허랭(虛冷)으로 인한 질병은 아주 다양하게 나타난다.

　전신냉증, 수족냉증, 아랫배가 늘 차고 아프고, 허리와 무릎과 팔다리 관절마다 찬바람이 나오는 듯하고, 손발이 차다 못해 손끝이 저릴 정도다.

　설사, 변비, 백대하, 월경불순, 생리통 등도 모두 허랭(虛冷)으로 인한 질병으로 볼 수 있다.

　너무 추워 머리가 다 아프고, 전신이 쑤시고 불안하고 초조하기도 하다.

　한냉증은 대부분 추운 겨울이면 더 심하지만 1년 내내 냉증을 호소하는 사람도 있다. 냉증을 남성들이 겪기도 하는데 대부분 여성들이 더 심하다.

□ 원인

　가장 큰 원인은 신장, 방광, 생식계가 선천적으로 허약하거나 차서 그렇다.

　신장과 방광은 온몸에 수분과 체온을 조절하는 중요한 기관인데, 이곳의 역할이 제대로 안 되는 것이다. 따라서 자율신경계 중추, 온도조절 중추가 제 기능을 잘 못한다. 또한 여성 질병의 약 70%는 자궁냉증에서 시작된다고 해도 과언이 아니다.

　또 다른 원인 중 하나로서　후천적으로는 신장과 생식계, 자궁계에 손상을 입게 된 것이다.

　예를 들어 제왕절개 출산, 자연유산, 인공유산, 산후조리 불량, 자궁근종, 난소질환, 자궁경부 질환 등에 의해 신장과 생식계, 자궁계가 허랭(虛冷)하게 되면 자궁냉증이 전신냉증으로 발전하는 경우가 많다.

　마지막으로 비장과 간장에서 혈액을 잘 못 만들어 체내에 만성적으로 혈액이 부족해지거나, 심장 기능 약화로 인해 혈액을 전신으로 잘 보내지 못하는 경우에도 전신냉증이나 사지냉증을 유발할 수 있다.

　혈액이 말초혈관까지 고르게 순환되어야 정상체온을 유지하는 것인데, 기혈순환 장애로 인해 만성적인 추위를 겪게 되는 것이다.

□ 찬 체질 여성에게 좋은 약초

◆ 애엽

애엽은 약쑥이다. 강화약쑥을 최고로 친다.

약성이 따뜻하고 간과 신장에 작용하며 온경지혈, 산한지통, 하초허한,

온후경락 한다. 자궁 생식계를 따뜻하게 하고, 체내 한증을 풀어내서 온몸을 따뜻하게 한다는 말이다.

단군신화에 곰이 쑥과 마늘을 먹고, 환웅의 아내가 되어 아기를 순풍순풍 잘 낳은 것도 쑥이 그만큼 자궁을 따뜻하고 건강하게 하는 데 좋기 때문이다.

◆ 건강

건강은 생강을 햇볕에서 잘 말린 것으로 약성이 따뜻하고 비장, 위장, 심장, 폐장에서 작용한다. 비위중초를 따뜻하게 해서 한증을 치료한다. 통심조양(通心助陽)해서 심장의 혈액이 말초혈관까지 잘 보내지도록 한다.

◆ 육계

계지나무의 굵은 몸통 부분 껍질로 약성이 뜨겁고 신장, 비장, 심장에서 작용한다.

산한지통, 온경통맥, 보화조양 한다. 쉽게 말해 신장, 비장, 심장을 따뜻하게 해주고 전신으로 기혈을 잘 통하게 한다는 말이다. 그러니 추위 타는 사람에게 특효약이다.

◆ 당귀

당귀는 약성이 간과 심장으로 가서 양질의 혈액을 생성하고, 혈행을 개선하며, 하초어혈, 생리불순, 생리통 등을 치료하는 부인과 조경(調經)의 요약이다.

◆ 인삼(말린 것)

약성이 따듯하고 비장, 폐장에 작용한다.

대표적으로 허증과 냉증을 치료하는 약으로 대보원기, 보비익폐, 생진지
갈 하고 기부족, 혈부족, 심신불안, 불면증, 다몽증 등에 효능이 뛰어나다.

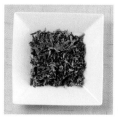 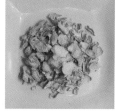 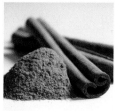 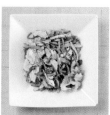

| 애엽 | 건강 | 육계 | 당귀 |

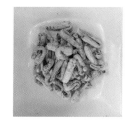

인삼(말린 것)

☐ 복용방법

◆ 온보차(溫補茶)

1) 애엽 6g, 건강 6g, 육계 6g, 당귀 6g, 인삼 6g을 혼합한다.

2) 혼합한 약재에 물 3L를 넣고 2시간 끓여 1L 정도 되게 한다.

3) 하루 3회, 식사 전에 1잔씩 복용한다.

　매일 3개월 이상 꾸준히 복용한다.

　1주일분을 한꺼번에 끓여 냉장 보관해도 된다.

◆ 온보환(溫補丸)

1) 애엽 600g, 건강 600g, 육계 600g, 당귀 600g, 인삼 600g을 혼합하여 곱게 가루 낸다.

2) 가루 낸 약재에 찹쌀풀과 꿀을 혼합하여 먹기 좋은 크기로 환을 만든다.

3) 1일 3회, 1회 10g 정도 식사 전에 복용한다.

   위의 양은 3개월 정도 복용할 수 있는 양이다.

Tip

- 체질이 찬 사람들은 찬 성질의 음식은 가리고, 따뜻한 성질의 음식을 즐겨 먹는 것이 좋다.

• 찬 성질 음식

  곡류 : 보리, 팥, 메밀, 밀가루, 녹두, 옥수수 등.

  육류 : 돼지고기, 오리고기.

  해물류 : 오징어, 가물치, 해삼, 멍게, 전복.

  채소류 : 오이, 씀바귀, 상추, 호박, 우엉.

  과실류 : 수박, 참외, 파인애플, 바나나 등.

• 따뜻한 성질 음식

  곡류 : 현미, 검은콩, 수수, 찹쌀, 차조.

  육류 : 닭고기, 소고기, 메추리.

  해물류 : 굴비, 장어, 조기, 새우.

  채소류와 향신료 : 생강, 마늘, 파, 계피, 부추, 단호박, 꿀, 토마토.

  과실류 : 사과, 대추, 밤, 블루베리, 복분자 등.

06

지긋지긋한 만성질염
(면역력 기르기, 천연세정제 만들기)

여성질염은 한번 발생하면 지긋지긋하게 잘 안 낫는다. 질염은 '여성감기'라고 불릴 만큼 여자라면 누구나 몇 번쯤은 경험하는 질병이다.

정상적인 질 분비물은 냄새가 없고, 색이 맑고 뭉쳐지는 경향이 있다. 그런데 질염에 걸리게 되면 가렵고, 냄새가 나고, 희거나 누런 분비물이 나온다.

질염은 원인에 따라 4가지로 분류해 볼 수 있다.

세균성 질염, 트리코모나스 질염, 칸디다 질염, 위축성 질염이다.

질내 산도는 pH 4.5로 약산성 상태가 바람직하다. pH 밸런스가 깨지거나 인체 면역력이 저하되면서 질염에 걸리게 된다.

◆ 가장 흔한 질염은 칸디다 질염

여성의 약 75%가 걸려본 경험이 있다고 한다. 원인은 임신, 피임약 복용, 항생제 복용, 당뇨, 스트레스 등으로 면역력이 저하되면 칸디다균이 질 내에 번식하게 된다.

증상 특징은 분비물이 으깬 두부처럼 하얀색을 띠게 되고, 냉과 분비물량이 많아지고, 가려움, 성교통, 배뇨통, 작열감, 부종, 외음부 및 질에 홍반 증세가 나타난다.

◆ 트리코모나스 질염

트리코모나스 질염은 보통 성적 접촉을 통해 감염되는 경우가 많다. 따라서 트리코모나스 질염에 걸리게 되면 성관계 파트너도 함께 치료하는 것이 바람직하다.

그래서 종종 배우자나 파트너의 외도를 의심하게 되는 경우도 생긴다. 하지만 공중목욕탕, 수영장 등을 통해 감염되는 경우도 있으니 참고 바란다.

증상은 분비물에 흰색이나 연녹색 거품이 있고 악취가 나는 게 특징이다. 생리 직후 가장 심하고 가렵고 화끈거린다.

◆ 세균성·염증성 질염

세균성·염증성 질염의 원인은 피임약 복용, 임신, 생리, 스테로이드 복용 등으로 면역력이 저하된 것이 가장 큰 원인이다. 그 외 꽉 조이는 옷, 질 세정제의 잦은 사용, 습한 질, 탐폰 사용, 루프 장치, 불결한 성교 등이 있다.

증상으로는 누런색이나 회색의 질 분비물, 생선 비린내와 같은 악취, 가려움, 따가움 등이 나타난다.

◆ 위축성 질염

위축성 질염은 완경, 난소적출, 자궁적출 등으로 호르몬 부족이 가장 큰 원인이다. 질액 분비가 잘 안되면 질 내에 유익균이 서식하지 못해 질염에 잘 걸린다.

한의학에서 질염은 대하병으로 분류하며, 면역력 저하로 탁습, 열독, 담적, 담습, 습열 등을 가장 큰 원인으로 본다.
따라서 한의학적 치료는 질염의 원인을 제거하고, 면역기능 개선을 통해 질내 유익균이 잘 살 수 있는 환경을 만들어 주는 것이다.

□ 질염에 도움이 되는 한약재 효능

◆ 자화지정(제비꽃)

청열해독 하니 열독을 풀어주어 각종 염증, 가려움증을 치료하고 적색대하, 백색대하를 치료한다.

◆ 포공영(민들레)

옹종창양, 청열해독, 이습, 소옹산결 하니 습열로 질이 가려운 것을 치료하고 질염, 림증, 생식계 질환 등을 치료한다.

◆ 패장초

청열해독, 소옹배농, 거어지통 하니 열독을 풀어주고 질염, 적색대하, 백색대하를 치료하는 여성질염의 요약이다.

◆ 금은화

청열해독, 소산청열 하여 질염, 피부병, 가려움증, 하리농혈, 적백대하,
악창, 종독을 치료한다.

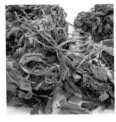
자화지정(제비꽃)

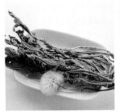
포공영(민들레)

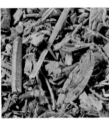
패장초

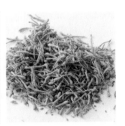
금은화

□ 질염 완화에 도움이 되는 한방차

◆ 궁청차(宮淸茶)

1) 자화지정 7g, 포공영 7g, 패장초 7g, 금은화 7g을 혼합한다.

2) 혼합한 약재에 물 3L를 넣고 1시간 약한 불로 끓인다.

3) 하루 3회, 식사 전에 1잔씩 복용한다.

　　매일 3개월 이상 꾸준히 복용한다.

　　1주일분을 한꺼번에 끓여 냉장 보관해도 된다.

□ 질염 완화에 도움이 되는 한방 세정제

◆ 궁청수(宮淸水) 세정제 만들기

1) 자화지정 35g, 포공영 35g, 패장초 35g, 금은화 35g을 혼합한다.

2) 혼합 약재를 물 10L에 1시간 약한 불에 끓여 냉장 보관한다.

3) 아래 중요 부위를 수돗물로 먼저 가볍게 씻고 타월로 닦는다.

4) 궁청수로 다시 씻은 후 다시 물로 씻지 않는다.

5) 타월로 가볍게 닦아준다.

07

겨드랑 냄새, 아줌마 냄새, 할머니 냄새
싹~ 향기 솔솔

이것을 마시면 몸 안으로부터 향기가 솔솔 나온다. 이것은 무엇일까?

여성들 중 겨드랑 냄새, 생리 냄새, 줌마 냄새, 할마 냄새 때문에 고민인 사람들이 많다. 냄새 대신 몸 안에서 향기 솔솔 나오게 하는 '천연 차'가 있으면 좋겠다는 생각이 들 것이다.

겨드랑 냄새, 생리 냄새, 노인 냄새 등은 모두 인체 내부로부터 나오는 냄새라서 향수, 방향제, 화장품을 써봐야 소용없다. 오히려 냄새가 짬뽕이 돼서 주위 사람들이 내색은 못 하지만 더 싫어할 수도 있다.

자, 꽃보다 여자! 정말 큰돈 안 들이고 향기 나는 여자가 되어보자.

옛날 궁중 여성들이 사용하였던 '옥향차'와 '옥향포'를 알려드리겠다.

그런데 '옥향차'와 '옥향포'는 효과는 참 좋은데 부작용이 한 가지 있다.

남자들이 자꾸 따라다닌다는 것.

□ 냄새의 원인

◆ 겨드랑 냄새(액취증, 암내)

겨드랑 냄새를 액취증 혹은 암내라고도 하며, 남자보다 여자에게 주로 나타난다.

겨드랑에 분포한 아포크린샘(apocrine gland, 대한샘)이라는 땀샘이 있다. 여기서 땀이 과다 분비되고, 그람양성세균이 번식하면 암모니아 같은 강한 냄새가 난다. 또는 땀이 피부각질층을 약하게 만들면 세균에 감염되어 냄새가 나기도 한다.

냄새를 줄이려고 겨드랑털 제거, 항생제 연고 사용, 보톡스 주사, 전기 제모술, 레이저 제모술 등을 받기도 한다. 수술요법으로 피하조직 삭제술, 피하조직 흡입술 등으로 겨드랑이 모근과 아포크린샘을 완전히 제거하기도 한다.

그러나 한의학에서는 몸에 있는 모든 기관은 함부로 잘라버리거나, 제 기능을 못 하게 하면 반드시 다른 부작용이 생긴다고 보기 때문에 자연치유를 원칙으로 한다.

◆ 생리 냄새

생리 냄새는 대부분의 경행기(經行期) 여성들에게 고민이다.

생리혈은 자궁 내에 일정 시간 동안 고여 있던 피가 나오는 것인데, 우리 몸 안의 정상 상주균들에 의해 분해되는 과정에서 냄새가 나는 것이다.

또 생리 중에 호르몬분비가 높아져 자궁내막 세포들이 자극을 받아 분비물이 생리혈에 섞여 나오며 냄새를 만든다. 그리고 드물긴 하지만 자궁선근종이 있으면 생리 냄새가 심해진다. 유독 생리 냄새가 심해졌다 싶으면 자궁선근종을 꼭 체크해 봐야 한다.

◆ 아줌마 냄새, 할머니 냄새

노령취, 가령취라고도 하며 여성에게 나는 냄새 중 가장 심각한 냄새이다.

어떤 조사에서 젊은이들에게 노인에게 가장 싫은 것이 뭐냐고 물었더니 1위가 '노인 냄새'였다고 한다.

늙기도 서러운데 냄새까지 나실까…. 하 참, 나도 할매인데 남의 일 같지 않아 마음이 서글퍼진다.

나이가 들면 노화성 호르몬 변화로 노네날(nonenal)이라는 지방산이 냄새를 만든다. 노네날은 유년기·청년기에는 거의 나오지 않다가, 40대 이후부터 체내에서 생성되기 시작해서 노인이 될수록 점점 많이 생성된다.

또 여성들이 폐경이 되면서 여성호르몬은 감소되고 남성호르몬이 증가된다. 그러면 여자에게서 특유의 남자냄새가 나게 된다. 거기에다 땀 냄새, 요실금, 변실금 등도 냄새를 보탠다.

또 한 가지 여성들은 알뜰하니까 집 안에 오래된 물건, 가구, 옷가지들을 못 버린다. 특히 플라스틱이 오래되면 엄청 누린내가 난다고 한다. 이런 냄새들이 몸에 배는 것이다.

제2장

□ 냄새 제거에 도움이 되는 차와 팩

◆ 청옥향차(清沃香茶) → 겨드랑 냄새

1) 정향 1g, 곽향 1g, 회향 1g, 녹차1g을 혼합한다.

2) 혼합한 약재에 물 1L를 넣고 끓기 시작하면 20분간 끓인다.

3) 1일 3~4회 물 대신 복용한다.

◆ 궁옥향차(宮玉香茶) → 생리냄새

1) 정향 1g, 곽향 1g, 당귀 1g, 천궁 1g을 혼합한다.

2) 혼합한 약재에 물 1L를 넣고 끓기 시작하면 20분간 끓인다.

3) 1일 3~4회 물 대신 복용한다.

◆ 후옥향차(后玉香茶) → 아줌마 냄새, 할머니 냄새

1) 정향 1g, 곽향 1g, 회향 1g, 맥문동 1g을 혼합한다.

2) 혼합한 약재에 물 1L를 넣고 끓기 시작하면 20분간 끓인다.

3) 1일 3~4회 물 대신 복용한다.

◆ 옥향포(玉香包)

1) 정향 2g, 곽향 2g, 회향 2g을 혼합한다.

2) 부직포, 거즈 등 향이 잘 배어나올 수 있는 천에 포장한다.

3) 옷장, 베개, 침대커버 밑, 생리대함 등에 넣어두고 1~2달에 1번씩 갈아 준다.

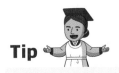

Tip

- 약재들이 모두 향을 내는 약재라서 20분 이상 오래 끓이면 향이 날아간다.

- 물 양은 늘리든 줄이든 개인 취향에 따라 조절한다.

- 차 티백이나 포로 사용할 수 있는 티백은 다이소 등에서 판다.

08

가글로도 안 되는 몸속에서 올라오는 입 냄새 싹~ 향기 솔솔

입 냄새, 남은 다 아는데 본인만 모른다. 아주 친하지 않으면 알려주기 어렵기 때문이다.

입 냄새 때문에 애인하고 헤어지고 심지어 이혼한 사람도 있다고 한다. 보건복지부 자료에 의하면 중·노년의 약 50% 정도가 입 냄새를 풍긴다고 한다.

□ 입 냄새 원인

◆ 구강 내 침 부족 및 질병

입 냄새의 85~90%는 구강건조 및 질병 때문이다.

혓바닥에 황색이나 백색으로 설태가 끼지 않는가? 이 설태를 혐기성 그람음성세균이 분해하면서 황화합물을 만드는데, 황화합물은 썩은 달걀 냄새가 난다.

치주질환, 구강암, 치아우식증, 충치, 치석, 보철물 등도 세균 증식의 주범이다.

나이가 들면 오장육부의 기능이 저하되면서 자연스럽게 구강 내 침의 분비가 줄어든다.

또 잠자는 동안 코를 골게 되면 입을 벌리고 잔다. 따라서 구강건조로 인해 입에 침이 부족해진다. 구강 내 침이 부족해지면 살균작용을 못 하니까 입안에 혐기성 유해세균이 번식하게 되어 입 냄새를 만든다.

◆ 이비인후과 질병

비염, 축농증, 만성부비동염, 편도질환, 편도결석 등이 심한 입 냄새를 만든다.

축농증으로 부비동에 농이 쌓이게 되면 혐기성 그람음성세균들이 얼씨구나 하고 달려들어 황화합물을 만들어 낸다.

또 비염, 축농증, 코막힘이 있으면 입으로 숨을 쉬게 되고 구강이 마를 것이다. 그러면 침이 부족해지니까 입안에 유해균이 번식해서 입 냄새를 만든다.

편도질환과 편도결석에 의해 점액질과 세균으로 형성된 황화합물이 편도 표면에 찌꺼기로 달라붙어서 입 냄새를 만든다. 이때는 '박하길경차'를 마시면 좋다.

◆ 위장질환, 헬리코박터 파일로리균(Helicobacter pylori菌)

위장질환으로 음식물발효가 잘 안돼 생긴 가스와 헬리코박터 파일로리균이 만들어 낸 황화수소는 폐를 통해 입으로 나온다.

이때는 위열을 내리고, 장내를 편안하게 하는 '치자후박차'를 마시면 좋다.

◆ 간질환, 당뇨

심한 스트레스를 받으면 입 냄새가 심해지는 경험을 한 적이 있을 것이다. 간이 열 받아 침이 마르기 때문이다. 당뇨병 환자의 경우에는 입안이 건조해지고, 케톤체 성분이 달고 신 듯한 입 냄새를 만든다.

이때는 '민들레인진쑥차'로 간담의 열을 내려주고 혈당을 조절해 주는 것이 좋다.

◆ 기관지 확장증, 폐암, 폐농양, 고혈압

이때는 '솔잎맥문동차'를 마시면 좋다.

솔잎은 항균작용, 체내 독성배출, 노폐물 배출, 청혈(淸血)하고, 맥문동은 폐음액을 길러 호흡기계, 구강계를 촉촉하게 한다.

□ 입 냄새 자가 진단법

입 냄새, 남들은 다 아는데 본인은 잘 모른다면 곤란하다.

간단하게 자가 진단하는 방법을 알면 도움이 될 것이다.

1. 숨을 2분 정도 참았다가 양손으로 입과 코를 감싸고 숨을 내쉬어 냄새를 맡아본다.
2. 손등을 혀로 핥고 5초 후 냄새를 맡아본다.

3. 숟가락으로 설태를 긁어 5초 후에 냄새를 맡아본다.

4. 배우자나 친구 등 가까운 사람에게 입 냄새가 나는지 물어본다.

5. 이비인후과 전문 한방병원, 양방병원에서 이학적 검사를 받아본다.

　오랄크로마, 할리미터 검사로 간단히 알 수 있다.

□ 입 냄새 제거에 도움 되는 한방차

◆ 오매천문동차 → 구강 내 침 마름, 구강질병

오매 10g, 천문동 10g, 치자 5g에 물 2L를 넣어 약한 불로 1시간 끓여 하루에 물 대신 마신다.

매실 엑기스가 있으면 원액 100mL, 물 600mL를 희석해서 하루에 마셔도 된다.

◆ 신이화유근피차 → 비염, 축농증, 부비동염, 편도선염, 편도결석

신이화 10g, 유근피 10g, 길경 10g에 물 2L를 넣어 약한 불로 1시간 끓여 하루에 물 대신 마신다.

신이화는 버들강아지처럼 잔털이 있으니 거즈 같은 것에 꼭 싸서 끓인다.

◆ 치자박하차 → 위장질환, 헬리코박터 파일로리균

치자 5g, 후박 15g, 건강 10g에 물 2L를 넣어 약한 불로 1시간 끓여 하루에 물 대신 마신다.

◆ **민들레 인진쑥차 → 간질환, 당뇨**

민들레 15g, 인진쑥 10g에 물 2L를 넣어 약한 불로 1시간 끓여 하루에 물 대신 마신다.

◆ **솔잎맥문동차 → 기관지 확장증, 폐암, 폐농양, 고혈압**

솔잎 10g, 맥문동 10g, 길경 10g에 물 2L를 넣어 약한 불로 1시간 끓여 하루에 물 대신 마신다.

09

여성 성욕저하, 불감증, 흥분장애

UN에서 연령분류 표준에 대한 새로운 규정을 만들어 사람의 평생 연령을 5단계로 나눠 발표했다. 이는 세계 인류의 체질과 평균수명, 건강상태, 기대수명 등을 근거로 하여 만든 규정이다.

UN(United Nations, 국제연합) 연령분류표

1단계	0 ~17세	미성년자 (Underage)
2단계	18~65세	청년 (Young People)
3단계	66~79세	중년 (Middle Aged)
4단계	80~99세	노년 (Senior)
5단계	100세~	장수노인 (Long Lived elderlt)

인간의 삶의 질, 건강상태 등이 좋아짐에 따라 성생활 주기도 길어지고 있다.

인간의 3대 기본욕구는 식욕, 수면욕, 성욕이다.

예전에는 여성의 경우 성적 행복추구권을 아예 주장할 수 없던 시대가 있었다. 심지어 여성이 성적 욕구를 표현하게 되면 사형을 당하던 시기도 있었다.

하지만 이제 세상이 완전히 변하고 있다. 여성들도 당당하게 행복한 성생활과 오르가슴을 누릴 권리가 있고, 남성들의 의식도 180도 바뀌어 여성의 행복한 성생활을 지지하고 돕는다. 그러니 여성들은 만약 불감증이 있다면 감추지 말고 적극적으로 치료해야 한다.

끊임없는 의학 발달과 양질의 식생활로 인해 인류의 평균수명은 점점 높아지고 있다. 따라서 여성들이 건강하고 행복한 성생활을 누릴 수 있는 연령도 높아지고 있다.

흔히 여성의 몸을 악기에 비유하기도 한다. 악기는 연주하면 소리가 나야 정상이다. 그런데 간혹 악기는 명품 악긴데 소리가 안 난다면 고장이 난 것이다. 하지만 걱정 마시라. 잘 다듬고 고치면 명품에 명기로 거듭날 수 있다.

남성들은 대부분 생리적 문제로 발기부전, 조루, 사정불능 등이 따른다. 반면 여성들은 대부분 신체의 기능적인 문제보다 정신적·심리적 원인으로 성 불감증, 욕구장애, 흥분장애, 오르가슴 장애 등이 유발된다.

□ 여성 불감증 원인

◆ 욕구장애

여성의 성 불감증 원인은 크게 3가지로 분류해 볼 수 있다.

첫째, 욕구장애로 아예 성욕 자체가 일어나지 않는 것이다.

원인은 심리적으로는 성에 대한 트라우마, 성에 대한 죄책감, 금욕적인 성장과정, 성적학대 경험, 우울, 불안, 임신에 대한 염려 등이 있다.

생물학적으로는 여성호르몬 저하, 갑상선기능 저하, 갱년기증, 약물복용, 만성피로, 빈혈, 고혈압, 당뇨 등 만성적인 질환들이 원인이 되는 경우가 많다.

◆ 흥분장애

둘째, 흥분장애로 마음속에 성적 욕망은 있는데 실제로는 흥분과 질액 분비가 안 된다.

원인으로는 질건조증, 이로 인한 성교통, 자궁냉증, 하초냉증, 전신냉증, 질이완, 질경련, 비뇨기계 질환 등이 원인이 될 수 있다.

속설에 "몸이 뜨거운 여자가 밝힌다"든가 "물 많은 여자가 밝힌다"라는 말이 있다.

이것이 틀린 말은 아니다. 위의 병증 대부분이 자궁이나 하초가 너무 차거나 질액 분비가 잘 안 돼 유발되기 때문이다.

◆ 오르가슴 장애

셋째, 오르가슴(orgasm) 장애로 흥분도 잘 되고 질액 분비도 잘 되는데, 오르가슴에 도달하지 못한다.

원인은 오르가슴에 대한 압박감이나 혹은 파트너의 사정 시간을 배려하다 오르가슴 타임을 놓치는 경우도 있다.

파트너의 문제로서 테크닉 부족, 전희 부족, 배려 없는 성행위, 조루, 발기부전 등도 원인이 된다.

남성들이 흔히 하는 말이 있다. "잡은 고기에도 먹이 주냐?" 혹은 "가족끼리 그런 거 하면 안 된다" 등등. 이런 성의없는 남성의 태도에 여성이 성욕을 느낄 수 있겠는가.

그럼 여성호르몬도 증강시키고, 질액 분비도 도와주고, 자궁도 따듯하게 만들어 주고, 하초 생식계의 기혈순환을 돕고, 정신적·심리적 압박감도 풀어주는 데 도움이 되는 약재가 어떤 것이 있는지 알아보겠다.

□ 여성 불감증 치료에 도움이 되는 약재

◆ 백하수오

백하수오는 성질이 따듯하고 약성이 간과 신장에 작용하여 신장기능 강화, 간혈생성, 냉·대하 등에 효능이 좋다.

식물성 에스트로겐(estrogen)을 함유하고 있어 여성호르몬 생성에 큰 도움을 준다.

◆ 구기자

구기자는 대표 보음 약재로서 신장의 음액을 생성시켜 주는 요약이다. 따라서 질건조증, 인후건조증, 구강건조증 등을 치료하는 효능을 한다.

◆ 파극천

파극천 하면 대표적인 남성 정력증강 약재이다. 하지만 여성 정력증강에도 큰 도움이 된다. 파극천은 약의 성질이 뜨겁고 오로지 신장에 작용하며 자양강장, 보신조양, 정력증강, 자궁냉증, 하초냉증, 자궁기능허약, 생리불순, 생리통, 하복냉통, 불임 등에도 효능을 한다.

◆ 황정

약성이 폐, 신장, 심장, 비위에 작용하여 오장을 편안하게 하고 기를 보충한다. 황정에 다량 함유된 사포닌과 강심 배당체인 콘발라마린(convalla-marin), 콘발라린(convallarin)과 스테로이드 물질, 점액질, 비타민 A 등이 효능을 하는 것이다.

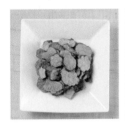 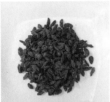 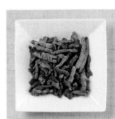 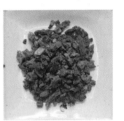

| 백하수오 | 구기자 | 파극천 | 황정 |

□ 여성 불감증 치료에 도움이 되는 약재 복용방법

◆ 하수오구기차

1) 하수오 8g, 구기자 8g, 파극천 8g, 황정 6g을 혼합한다.

2) 혼합한 약재에 물 3L를 넣고 2시간 끓여 1L 정도 되게 한다.

3) 하루 3회, 식사 전에 1잔씩 복용한다.

매일 3개월 이상 꾸준히 복용한다.

1주일분을 한꺼번에 끓여 냉장 보관해도 된다.

◆ 하수오구기환

1) 하수오 800g, 구기자 800g, 파극천 800g, 황정 600g을 혼합하여 곱게
   가루 낸다.

2) 가루 낸 약재에 찹쌀풀과 꿀을 혼합하여 먹기 좋은 크기로 환을 만든다.

3) 1일 3회, 1회 10g 정도 식사 전에 복용한다.

   위의 양은 3개월 정도 복용할 수 있는 양이다.

Tip

- 파극천의 가장 가운데 심에는 납 성분이 들어 있어 독성을 유발하기 때문에 반
  드시 제거 후 사용해야 한다.

여성암 1위인 유방암 예방하기

2009년 건강보험심사평가원에 따르면 우리나라의 유방암 증가율은 10년 사이에 90.7% 증가하여, 세계 1위의 증가 속도를 보이고 있다.

주로 40~50대 여성에게서 자주 발생하지만, 최근에는 20~30대의 젊은 여성들의 유방암 발병률이 빠르게 증가하고 있는 추세이다.

여성의 3대 질병 중 하나로 손꼽히는 유방암은 다른 암에 비해 조기 발견 시에는 완치율이 95%에 이른다. 이렇듯 조기 발견 시, 치료 효과가 좋고 완치율도 높기 때문에 적극적인 정기 검진을 받거나, 자가 검진을 할 필요가 있다.

그러나 한국유방암학회 조사 결과, 국내 30대 이상 여성의 59% 정도가 유방암 자가 검진을 하지 않는 것으로 나타났다. 국립 암센터의 유방암 조기 검진 권고안에 따르면 30세 이후에는 매월 유방 자가 검진을 하고, 35세 이후에는 2년 간격으로 병원 검사를 병행하고, 40세 이후에는 1년 간격으로 유방 촬영을 추가로 할 것을 권하고 있다.

□ 유방암 원인

유방암의 원인은 아직 정확하게 밝혀진 것은 없지만 완경 후 비만, 서구화된 식습관, 환경호르몬 노출, 스트레스 등 환경적 요인이 있다.

또는 결혼을 하지 않은 여성, 늦은 나이에 초산, 모유 수유 경험이 없는 여성, 출산 경험이 없는 여성, 초경이 빠르거나 완경이 늦어 생리 기간이 긴 여성, 완경 후 10kg 이상 체중 증가로 비만해진 여성 등이 유방암에 걸릴 위험도가 높은 것으로 나타났다.

유방암의 유전 소인은 환자의 5~10%에서 나타난 것으로 알려져 있으며 BRCA1와 BRCA2 유전자의 돌연변이가 유전성 유방암의 원인으로 알려져 있다.

□ 증상

유방암의 가장 흔한 증상은 유방 종괴(腫塊, 덩어리)로서 약 70%를 차지한다.

다음으로 흔한 증상이 유두 분비가 있을 경우이나, 전체 유방암 환자의 1%만 유두 분비 증상을 보인다.

한편, 흔하지는 않지만 유두에서 피가 분비되는 혈액성 유두 분비 증상으로 나타날 수도 있다.

이외에도 유방암이 진행됨에 따라 피부의 궤양, 함몰, 겨드랑이 종괴 등의 증상이 나타날 수 있으며 드물게 유방의 염증 증상을 보이기도 한다.

종종 일체의 증상 없이도 정기 검진에 의해 발견되는 경우가 증가하고 있다.

< 유방암 자가검진표 >

1	거울 앞에서 양팔을 내린 상태로 양쪽 유방을 관찰한다.	1) 양쪽의 유방 크기가 다른지 본다. 2) 유방 피부에 주름이 잡혔는지 본다. 3) 유방에 움푹 함몰된 곳이 있는지 본다. 4) 유두에 분비물이 나오는지 짜본다.
2	거울 앞에 서서 양손을 깍지 끼워 머리 위에 얹고 머리를 앞으로 밀어본다. 상체를 좌우로 30도씩 돌려본다.	1) 양쪽 유두의 위치가 다른지 본다. 2) 유방이 움푹 함몰된 곳이 있는지 본다.
3	양손을 허리에 얹고 거울을 보며 팔과 어깨를 앞으로 내밀며 유방을 관찰한다.	1) 양쪽 유두의 위치가 다른지 본다. 2) 유방이 움푹 함몰된 곳이 있는지 본다.
4	왼쪽 팔을 들어 머리에 얹고 오른 손가락으로 유방을 누르며 관찰한다.	세 개의 손가락 끝으로 유두에서 바깥쪽으로 원을 그리듯 촉진한다.
5	유두를 가볍게 짜서 분비물이나 혈액 등이 나오는지 관찰한다.	양쪽 유두를 모두 같은 방법으로 시행한다.
6	반듯하게 누워서 4, 5번의 방법으로 관찰한다.	베개나 타월을 어깨 아래 받치고 유방을 편평하게 하여 촉진한다.

□ 유방암 예방에 좋은 약재

◆ 겨우살이

겨우살이는 뽕나무, 참나무, 밤나무 등에 기생하며 자라며, 이 나무들에게는 암 같은 존재인 셈으로, 암으로 암을 예방하는 이치이다.

한약재 명으로 '상기생'이라 하며, 뽕나무에 자라는 것을 최상품으로 친다. 『동의보감』에서도 상기생은 혈맥을 충실하게 하고 요통, 종기, 염증 등을 치료하거나 억제한다고 하였다. 겨우살이의 올레아놀산, 사포닌, 아미린, 아라킨 등의 성분이 암세포의 성장을 억제한다고 알려져 있다.

◆ 잎새버섯

버섯 중에서 베타글루칸 1-3과 1-6이 함께 들어 있는 특이한 구조라서 건강식품 원료로 많이 사용되고 있다.

◆ 녹차

녹차의 주성분인 폴리페놀과 카테킨(catechin)은 항산화 작용이 뛰어나서 유방암 조직의 혈관 성장을 둔화시키고 에스트로겐 농도도 낮추어 암의 성장을 억제한다는 보고가 있다. 녹차에 함유된 카테킨 성분이 혈관을 건강하게 해주며, 콜레스테롤 흡수를 저해하기 때문에 체내지방 축적을 방지해 준다.

◆ 차가버섯

차가버섯은 미국의 한 연구 발표에 의하면 항암, 항에이즈 바이러스, 항인플루엔자 바이러스 효과가 있는 것으로 알려져 있다. 뿐만 아니라 러시

아에서는 항암물질로 승인 받았으며, 일본에서도 각종 항암제나 항암식품으로 개발, 제품화되고 있다.

차가버섯의 멜라닌, 플라보노이드, 트리터펜, 라노스테롤, 마그네슘, 철, 망간 등은 종양 발생 억제 및 당뇨, 혈압 조절 등에 효능하는 것으로 알려져 있다.

◆ 쑥

일본 히로시마가 원자폭탄으로 폐허가 되었을 때 가장 먼저 자라난 것이 쑥이었다고 한다. 쑥의 베타카로틴, 비타민 A, 아르테미시닌은 강한 항산화 활성을 하고, '요모긴'은 암세포가 스스로 자살을 하도록 유도하는 물질이다.

◆ 금은화

금은화는 인동초로 한방의 항생제라 불릴 정도로 청열 해독 작용이 뛰어나며 창옹, 옹종 등을 치료하는 효능이 있다.

◆ 당귀

당귀는 약성이 간과 심장으로 가서 양질의 혈액을 생성하고 혈행을 개선하며 어혈, 옹종, 배농 등을 치료하는 부인과 조경(調經)의 요약이다.

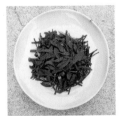 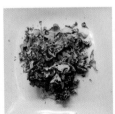 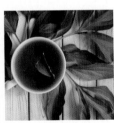 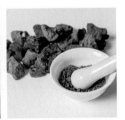

| 겨우살이 | 잎새버섯 | 녹차 | 차가버섯 |

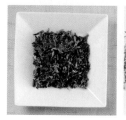
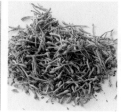
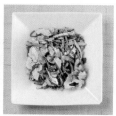

쑥   금은화   당귀

□ 유방암 예방에 좋은 한방차 복용법

1) 겨우살이는 구증구포(九蒸九曝, 9번 찌고 9번 말리는 것) 하거나 노릇
   노릇하게 볶아 사용한다.

2) 당귀는 노릇노릇하게 볶아 사용한다.

3) 모두 각각 단품으로 사용하거나 1~2가지를 혼합하여 사용한다.

4) 잎새버섯, 녹차, 쑥, 금은화 중 한 가지를 사용할 경우에는 약재 30g에
   물 1L를 넣고 약한 불에 30분 끓여 물처럼 복용한다.

5) 겨우살이, 차가버섯, 당귀는 약재 30g에 물 2L를 넣고 약한 불에 2시간
   끓여 물처럼 복용한다.

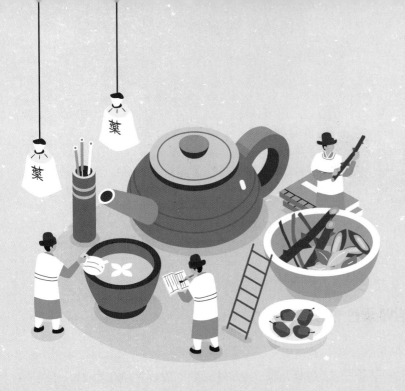

제3장

중·노년에게 좋은 약초

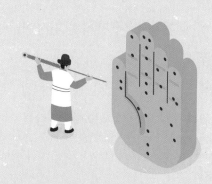

01

중·노년의 보약, 생강 효능 제대로 보기

83세까지 장수한 영조대왕이 즐겨 드셨다고 하고, 공자께서도 몸을 따듯하게 하기 위해 즐겨 드셨다는 생강. 생강은 중·노년의 면역력 증강과 각종 질병 예방의 보약이다.

□ 생강의 특성

생강은 말리지 않은 상태가 생강이고, 껍질째 편을 썰어 말리면 건강이 되고, 껍질을 까서 편을 썰어 말리면 백강이 된다.

생강의 껍질은 맛이 쓰고 성질이 차서 몸에 열이 많은 사람들은 생강 껍질을 제거하지 말고 그대로 섭취하는 것이 좋다. 몸이 차고 허약한 사람들은 꼭 껍질을 제거하고 먹는 것이 좋다.

껍질을 깐 생강은 맛이 맵고 성질이 따뜻하다. 오래된 만성병으로 몸이 허약해진 사람, 몸이 냉하고 찬 사람은 껍질을 제거해서 햇볕에 잘 말린 건강이나 백강을 먹는 것이 좋다.

생강을 말리게 되면 따뜻한 성질과 쇼가올(shogaols) 성분이 10배 정도 높아진다.

한의학적으로 생강의 약성은 폐장과 비장에 주로 작용하여, 온폐지해(溫肺止咳) 하므로 폐장, 호흡기, 기관지를 튼튼하게 하고, 온중지구(溫中止嘔) 하므로 위를 따뜻하게 하여 소화기계를 건강하게 한다.

그러면 생강의 효능이 어떻기에 중·노년의 보약이라고 하는지 알아보겠다.

□ 생강·건강·백강의 공동 효능

◆ 폐, 호흡기, 기관지 건강 강화

생강은 요즘같이 전염성 강한 바이러스가 유행할 때 꼭 먹어야 한다.

생강의 알싸하고 매운맛을 내는 것이 진저롤(gingerol)과 쇼가올(shogaols)이다. 이 생리활성 물질이 강한 항산화 기능을 해서 면역력 증강을 시킨다.

한의학적으로 보면 매운맛은 폐에 작용하고 땀을 내게 하며, 체내 흡입된 바이러스가 배출되게 한다. 따라서 감기 예방, 특히 유행성 바이러스 예방, 가래, 숨 가쁨, 기침 등을 치료한다.

효능을 보고 싶다면 하루 3잔 생강차를 마시면 좋다.

◆ 체온 조절 및 면역력 증강

체온은 1도만 올라가도 면역력이 약 50% 증강되고, 1도만 내려가도 면역력이 약 30% 저하된다. 생강의 매운맛인 진저롤과 쇼가올은 체온을 높여 백혈구를 증가시키고 면역 시스템을 강화시킨다.

또 림프계와 장기의 독소를 깨끗하게 청소시킨다.

◆ 위장 및 대장 기능 강화

생강은 뭐니 뭐니 해도 중·노년 대표 질환인 위장 질환과 대장 질환에 최고다.

위액분비 촉진, 위장소화계 혈류증강, 대장 연동운동을 촉진시킨다.

따라서 위장냉증, 만성 소화불량, 오래된 식적, 만성 트림, 복부 팽만감, 입 냄새, 잦은 설사, 속 메슥거림 등의 요약이다.

대건중탕, 생강탕, 당귀사역가오수유생강탕 등 유명한 한방 처방에 생강이 빠질 수 없다.

◆ 당뇨 예방 및 혈당수치 낮춤

생강의 주성분인 진저롤과 쇼가올이 인슐린 민감성을 향상시키고 지방산 대사를 조절하며 인슐린 저항성을 개선한다.

◆ 관절통증, 근육통증 완화

2010년 미국 통증의학회 발표에 따르면 "생강의 진저롤성분이 항염증 및 통증완화 효능을 한다"라고 발표하였다.

한의학에서는 생강의 따듯한 성질이 관절 마디마디의 탁습을 제거하여 각종 관절통증, 근육통증을 완화하는 것으로 본다.

◆ 나쁜 콜레스테롤(LDL)은 낮추고 좋은 콜레스테롤(HDL)은 높임

중성지방, 체내 지질성분, 활성산소 수치를 낮추기도 한다. 이렇게 혈액을 맑고 깨끗하게 정화시켜 주니까 어디에 좋을까? 심혈관질환, 뇌혈관질환 등에 효능이 굿이다.

◆ 항암효과

생강의 진저롤 성분은 체내 지질저하, 종양억제, DNA 손상억제 효과, 항균효과를 한다. 미국 미네소타대학 연구소는 생강의 6-진저롤(6-gingerol)이 대장암 치료효과를 한다고 발표한 바 있다.

◆ 혈액순환 효능

생강에는 마그네슘과 아연이 풍부하게 함유되어 있어서 혈행개선에 큰 도움이 된다.

혈액은 마치 실력 좋은 댄서가 블루스를 추듯이, 돌리고 돌리고 잘 돌려서 말초혈관까지 혈액이 잘 돌아야 혈관질환이 없다.

말초동맥질환, 심혈관질환, 뇌혈관질환, 고혈압, 만성 전신냉증, 만성 사지냉증, 수족냉증 등 이런 질병이 다 혈액이 막혀서 생기는 병이기 때문이다.

◆ 치매 예방, 뇌기능 강화

뇌로 올라가는 혈액 순환을 촉진시키고, 만성 염증을 없애주기 때문에 알츠하이머성 치매 예방, 혈관성 치매 예방, 뇌기능 개선, 기억력 개선 등에 탁월하다.

□ 복용방법

◆ 말리지 않은 생강 복용법

1) 껍질을 까서 편이나 채로 만든 생강 1kg, 대추 1kg, 꿀이나 조청 1.5kg, 매실청 1kg, 감초 200g을 준비한다.

2) 재료를 모두 섞어 끓기 시작하면 20분간 더 끓여 용기에 담아 실온에 숙성시킨다.

3) 하루 3회, 1회 20g을 물 200mL에 희석해 따뜻하게 복용한다.
생강은 갈아서 사용해도 된다.

◆ 말린 건강, 백강 복용법

1) 생강은 껍질을 까서 편을 썰어 햇볕에 잘 말린다.

2) 건강이나 백강 10g, 대추 5g, 감초 1g을 혼합한다.

3) 약재를 물 2L에 넣고 약한 불에 1시간 끓인다.

4) 하루 수시로 물처럼 복용한다.

◆ 건강·백강고 복용법

1) 생강은 껍질을 까서 편을 썰어 햇볕에 잘 말린다.

2) 건강이나 백강 1,000g, 대추 500g, 감초 100g을 혼합하여 곱게 가루 낸다.

3) 가루 낸 분말 1 : 꿀이나 조청 2 비율로 혼합한다.

4) 1일 1회 따뜻한 물 300mL에 건강·백강고 8g을 희석해 마신다.

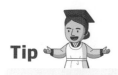

Tip

- 생강은 열성 식품이기 때문에 위산 과다, 역류성 식도염, 잦은 속 쓰림, 편도선염, 각종 염증이 있는 사람들은 공복 복용을 주의해야 한다.

- 생강의 진저롤은 열이 가해지면 유용 성분이 약 10배 정도 높아진다.

- 생강, 건강, 백강 모두 발산 성질이 있어 장기 복용하면 기가 흩어지므로, 장기간 복용할 사람들은 꼭 감초를 섞어 먹기 바란다.

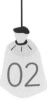

02

물만 잘 마셔도 치매 예방 OK

암보다 더 무서운 치매. 걸리고 싶은 사람은 한 명도 없을 것이다.

2015년 정부 발표에 의하면 2014년 기준 우리나라 치매 환자가 62만 명이나 된다고 한다. 이건 남의 일만이 아니다.

그래서 오늘 치매는 어떤 사람이 잘 걸리는지, 치매가 오려면 어떤 증상을 보이는지, 치매 예방엔 뭐가 좋은지 알아보겠다.

□ 치매 종류

치매는 '미운 치매'와 '예쁜 치매'가 있다.

미운 치매(무치·武痴)는 대·소변을 지리고, 언어구사 능력이 떨어지고, 심한 화를 내거나, 욕을 하고, 폭력적으로 변하고, 물건을 감추고, 이유 없이 자꾸 억울하다고 한다.

예쁜 치매(문치·文痴)는 기억력이나 인지능력 등은 떨어져도 전두엽 손상이 적어서 감정 조절이 잘 된다. 따라서 가족과의 관계가 원만하고, 꾸준한 치료를 통해 관리가 가능하고, 치매 진행이 느리다. 비교적 예쁜 행동을 하는 것이다.

그나마 치매에 걸린다면 예쁜 치매에 걸리고 싶지 않은가? 나도 그렇다.

□ 치매가 걸리기 쉬운 사람은 어떤 사람일까?

◆ 알츠하이머 치매

치매 환자의 약 70% 정도로 발병률 1위인 알츠하이머성 치매는 노화와 가족력이 큰 원인이다.

한 연구에 의하면 알츠하이머성 치매에 걸리기 쉬운 사람은 평상시 잘 넘어지는 사람, 화를 잘 내고 감정 조절이 잘 안 되는 사람, 작은 규칙이나 약속 등을 쉽게 어기는 사람, 새로운 것에 흥미가 없는 사람 등등이다.

전두엽과 측두엽의 뇌세포가 서서히 노화되고 병들어 가면 인체 균형감각, 기억력, 인지력, 사고력, 언어구사력, 감정조절력, 학습력 등이 서서히 떨어져 가기 때문이다. 알츠하이머성 치매의 특징은 서서히 진행된다는 것이다.

◆ 혈관성 치매

발병률 2위로 치매 환자의 약 15% 정도를 차지하는 혈관성 치매에 걸리기 쉬운 사람은 고혈압, 당뇨, 고지혈증, 뇌혈관질환 등의 기저질환이 있는

사람들이다. 뇌로 올라가는 혈액, 산소, 포도당 등의 공급이 부족해지면 뇌
세포가 손상을 입게 되어 치매로 발전하게 된다.

◆ 알코올성 치매

알코올성 치매에 걸리기 쉬운 사람은 당연히 과도한 음주를 하는 사람들
로, 알코올이 뇌혈관을 손상시키게 되면 뇌 인지기능 손상과 퇴행이 와서
치매에 걸리기 쉽다.

◆ 파킨슨병 치매

일반적으로 파킨슨병은 신경계 퇴행성 뇌질환이기 때문에, 점차 파킨슨
병 치매로 발전할 확률이 높다. 따라서 운동장애, 인지장애, 환각증상 등이
나타나고, 수년이 지나 치매로 발병하게 될 수 있다.

◆ 초로기 치매

초로기 치매에 대해 다들 알 것이다.

젊은 사람들이라도 과도한 스트레스, 사고 등에 의한 뇌손상, 가족력 등
으로 대뇌가 위축되면서 치매로 발전하기도 한다. '젊은 치매', '디지털 치
매'라는 용어가 나왔을 정도로 젊은 층에서도 종종 치매가 발견된다.

◆ 기타 치매

갑상선기능저하증, 경막하출혈, 뇌수종, 양성뇌종양 등도 치매의 원인이
될 수 있다.

□ 치매가 오는 신호

<치매 자가 진단표>

NO.	항 목	아니다 (0점)	가끔 (1점)	자주 (2점)
1	오늘이 며칠이고, 무슨 요일인지 잘 모른다			
2	자기가 놔둔 물건을 찾지 못한다			
3	같은 질문을 반복해서 한다			
4	약속을 잘 잊어버린다			
5	물건을 가지러 갔다가 잊어버리고 그냥 온다			
6	물건이나 사람 이름이 잘 생각나지 않는다			
7	대화 중 내용이 이해되지 않아 반복해서 물어본다			
8	길을 잃거나 헤맨 적이 있다			
9	예전에 비해 계산 능력이 떨어진다			
10	예전에 비해 성격이 변했다			
11	이전에 잘 다루던 가전제품, 기구, 기계 사용이 서툴러졌다			
12	예전에 비해 방이나 집 안의 정리정돈을 하지 못한다			
13	상황에 맞게 스스로 옷을 선택하여 입지 못한다			
14	혼자 대중교통을 이용하여 목적지까지 가기 힘들다			
15	내복이나 옷이 더러워져도 갈아입지 않으려 한다			

* 6점 이상이면 치매를 의심할 수 있음(자료: 한국치매학회)

□ 치매 예방에 좋은 약재

◆ 구기자

구기자 하면 우리나라 대표 한약재라 할 수 있다.

그런데 지금 미국에서도 온 나라가 이 구기자 때문에 난리다. 미국에선 구기자를 '고지베리(Gojiberry)'라고 하는데 마돈나와 미란다 커가 젊음을 유지하는 비결로 구기자 물을 꾸준히 복용한다고 소개되면서 할리우드 배우들부터 유명 정치인들까지 구기자를 서로 먹겠다고 난리다.

구기자의 효능은 치매에 좋고, 인지기능 향상, 항노화·항산화 작용을 한다. 치매를 유발하는 주된 병리기전은 베타아밀로이드(β-amyloid) 플라크(plaque) 형성이다. 그런데 이 플라크 형성을 구기자의 약리물질이 억제하는 것이다.

◆ 석창포

대부분 총명탕은 다 알 것이다. 총명탕의 주원료가 석창포다.

총명탕은 공부하는 어린이, 수험생 등의 두뇌를 성신건뇌(醒神健腦) 한다. 쉽게 말해 치매예방, 뇌기능개선, 기억력개선 등에 효능 있다는 말이다. 특히 석창포는 혈관성 치매 예방에 효능이 좋다.

창포와 석창포는 같은 천남성과지만 다른 식물이니 혼돈하지 말아야 한다.

◆ 울금

울금의 주성분인 커큐민은 치매예방에 좋은 효과가 있다.

울금의 다양한 생리 활성물질은 인지력향상, 치매예방, 항산화, 면역력

증진, 활성산소와 노폐물, 독소 제거 등에 도움을 준다.

이에 관련된 연구논문들이 하버드대를 중심으로 수백 편이 넘는다.

◆ 참당귀

농촌진흥청은 2017년 참당귀의 '데쿠르신'과 '데쿠르시놀 안겔레이트' 유용성분이 항노화, 치매예방, 당뇨합병증 개선 등에 효과가 있다고 밝혔다.

당귀의 주요 성분은 데커신(decursin)으로 쿠마린(coumarin) 유도체이다. 데커신 약리물질이 치매를 유발하는 주된 병리기전인 베타아밀로이드 플라크 형성을 억제한다.

또한 데커신은 강력한 소염작용을 하므로 염증에 의한 2차 뇌신경 손상을 막아주며, 오히려 베타아밀로이드에 의해 손상된 뇌신경들을 재생시키기까지 한다. 따라서 뇌신경 보호, 뇌신경 파괴 감소, 소염, 진통을 한다.

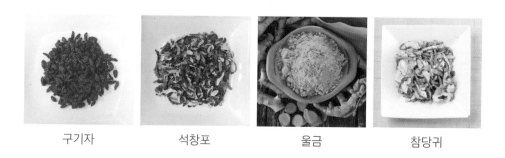

| 구기자 | 석창포 | 울금 | 참당귀 |

□ 복용방법

◆ 구기자, 석창포, 울금, 참당귀 모두 복용방법은 같다

1) 약재 20g에 물 3L를 넣고 1시간 정도 약한 불에 끓인다.

2) 보리차처럼 연하게 끓여야지 진하게 약처럼 달이면 꾸준히 복용하시

기 힘들다.

물처럼 편하게 마실 수 있게 끓이면 좋다.

치주염, 치통, 풍치 '이것'으로 예방하자

요새 김연자 가수의 〈아모르파티〉라는 노래가 참 재밌다.

"나이는 숫자 마음이 진짜, 가슴이 뛰는 대로 가면 돼~"

진짜 나이 들어도 마음만은 청춘이다. 그런데 자꾸 몸이 여기저기 고장이 난다. 특히 치아와 잇몸이 말썽이다.

치아 건강은 오복(五福) 중 하나라는 말이 있듯이 『동의보감』에서도 "치아가 건강해야 노화를 방지하고, 무병장수 한다"고 했다.

2017 통계청 자료에 따르면 치주질환은 30~50세엔 무려 75%, 50세 이상에선 90%가 경험한다고 한다. 이것이야말로 국민 병이다. 그런데도 대부분 치과질환이 보험이 안 되는 이유는 왜일까? 화가 난다. 어쨌든 풍치와 충치를 미리 예방할 수 있다면 좋을 것이다.

이를 예방할 수 있는 방풍소금 만들기와 치통 간단하게 잡는 지압법을 알려드리겠다.

□ 잇몸질환과 치아질환 종류 및 증상

◆ 치은염

잇몸 질환에는 풍치, 치주염, 치은염 등 여러 종류가 있는데 먼저 치은염은 무엇일까?

치은염은 치주염이 되기 전에 치아 주변과 잇몸에 염증이 생겨 빨갛게 붓고, 피가 나는 것을 말한다. 잇몸에 세균 침입으로 염증이 생긴 것이지만 초기엔 칫솔질만 꼼꼼히 잘 해도 회복된다.

◆ 치주염

치은염이 점점 심해지면 치주 조직에 손상을 주어 치아를 둘러싸고 있는 치조골이 점차 소실된다.

입에서 냄새가 나고, 잇몸에서 고름이 나오고, 음식물을 씹을 때 통증이 있다. 간혹 아무런 증상이 없다가도 갑자기 치주염 증상을 보이는 경우도 있다.

염증이 더 진행되면 치아 뿌리를 감싸고 있는 치조골이 망가져 결국 치아가 흔들리고 빠져버리게 된다.

◆ 치통

치통! 이거 정말 고통이다.

달달한 음식이나 치아에 낀 음식물 찌꺼기 등으로 세균이 산을 만들어

낸다. 그래서 이빨이 썩으면 치아우식증으로 충치가 되는 것이다. 치아 표면의 탄산칼슘과 수산화 인회석을 세균이 갈아먹고 들어가서 그렇다.

◆ 치수염

충치나 치주염으로 신경이나 혈관이 지나가는 곳에 염증이 생기면 치수염이 된다. 이것이야말로 엄청난 통증에 사람이 죽을 만큼 고통스럽다.

잇몸질환, 치아질환은 고통도 심하지만 대부분 치료비용이 엄청나다. 그렇다면 치아질환, 잇몸질환을 미리미리 예방할 수는 없을까? 예방에 도움될 수 있는 방법들을 소개하겠다.

□ 치아질환·잇몸질환 예방에 좋은 약재

◆ 방풍

방풍은 이름 그대로 거풍지통(祛風止痛) 하는 효능이 있어서 치통, 골통, 신통, 두통, 관절동통 등을 치료하거나 예방한다.

◆ 오배자

오배자는 붉나무 잎에 기생하는 붉나무벌레로 인해 생긴 혹주머니로, 살균력이 강한 '피로갈롤'이란 물질이 있다. 따라서 출혈, 종창, 인후염, 구내염 등을 치료한다.

◆ 황백

황백은 해독작용을 하고 염증에서 발생하는 열을 제거하여, 잇몸의 염증으로 붓고 출혈이 되며, 열이 나는 것을 치료한다.

◆ 소금

소금은 소염작용으로 잇몸질환, 충치, 풍치, 치주염 등을 예방할 수 있다.

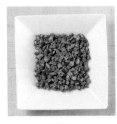 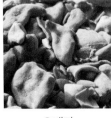 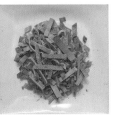 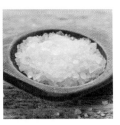

| 방풍 | 오배자 | 황백 | 소금 |

□ 방풍소금 만들기

'방풍소금'은 한방 치과방제로 유명한 일소산(一笑散), 곡래소거산(哭來笑去散), 치마산(齒磨散)에 들어가는 주요 약재를 가지고 내가 개발한 것이다.

1) 방풍가루 150g, 오배자가루 150g, 황백가루 50g, 소금가루 100g을 혼합해서 뚜껑 있는 용기에 담아둔다.

2) 양치를 할 때 치약을 먼저 칫솔에 묻히고 그다음 방풍소금 1g을 추가로 묻힌다.

1일 3회, 식후에 양치한다.

* 염색용 오배자 가루는 사용하면 안 된다. 주의하기 바란다.

□ 치통완화 지압법

◆ 삼간혈(三間穴)

삼간혈은 치통, 인후통, 삼차신경통, 천식 등에 도움이 된다.

위치는 주먹을 가볍게 쥐고 집게손가락 첫째 관절에서 엄지방향 쪽 함몰된 곳으로, 압진기나 지압봉으로 30회를 눌러준다.

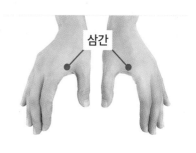

◆ 합곡혈(合谷穴)

합곡혈은 잇몸염증, 치통, 잇몸통증 개선에 도움이 된다.

위치는 손등의 엄지와 검지 사이 중간 오목한 곳으로, 이곳을 압진기나 지압봉으로 30회를 눌러준다.

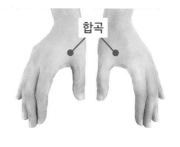

◆ 치통점(齒痛点)

치통점은 그야말로 치통, 잇몸염증, 잇몸부종 등에 좋은 혈자리다.

위치는 손바닥에서 셋째손가락과 넷째손가락 사이에 움푹 들어간 곳으로, 이곳을 압진기나 지압봉으로 30회 눌러준다.

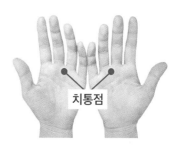

- 예방방법

• 식사 후나 취침 전 양치질을 통해, 구강 내에서 치태와 치석의 형태로 존재하는 세균을 없앤다.

• 균형 잡힌 식사를 한다.

• 자신에게 맞는 칫솔을 선택하여 하루 두 번 이상 양치질을 한다.

• 치실과 치간 칫솔을 사용하여 치태, 치석을 제거하면 치아건강에 도움이 된다.

미세먼지·니코틴 청소부,
대표식품 10가지

미세먼지는 코에서 걸러지지 않고 바로 폐에 흡수되어 염증과 각종 질환을 유발한다.

또 유행성 바이러스야 두말할 것도 없이 위험하다.

이번에는 폐 건강, 기관지 건강, 면역력 건강에 관한 음식 10가지를 알려드리겠다. '식약동원'이 되는 식품이다.

□ 미세먼지·니코틴 제거 식품별 효능

1. 물

첫째, 폐 건강 지킴이 대장은 바로 물이다.

감기에 안 걸리려면 가습기를 틀라고 하지 않는가? 그만큼 폐, 기관지 등

호흡기계는 항상 촉촉한 걸 좋아한다.

호흡기 점막이 건조하면 바이러스나 세균 등이 달라붙어 질환이 되기 쉽다. 점막이 촉촉해야 미세먼지, 세균 등이 호흡기에 쌓이지 않고 잘 배출된다.

하루 적정 수분 섭취량은 '자신의 체중×0.03'으로 환산한 양으로, 예를 들어 70kg인 사람은 하루 약 2.1리터 물을 종일 나누어 마시면 된다.

2. 도라지(길경)

둘째로 폐에는 뭐니 뭐니 해도 당연히 도라지가 좋다.

한의학에서는 도라지를 길경(桔梗)이라고 부르며 폐 질환을 치료하는 요약으로 친다.

도라지의 쓴맛을 내는 사포닌(saponin)과 이눌린(inulin) 성분이 기관지 점액 분비를 촉진해서 기침, 가래, 기관지염, 해수, 천식, 발열, 편도선염 등을 예방하고 치료한다.

또한 도라지에 내포된 트립토판·아르기닌 등 아미노산이 몸속 면역세포를 활성시킨다.

도라지를 나물로 무쳐 먹거나 말린 도라지를 끓여 차로 마실 때 도라지 특유의 쓴맛이 싫다면, 연한 소금물에 1시간 담가두면 쓴맛이 줄어든다.

3. 무

무는 너무나 흔한 재료라서 귀하게 대접받지 못한다.

하지만 한의학에서는 폐 기능, 호흡기 기능을 증강시키는 데 명약으로 쓰인다.

폐는 열이 나고 건조한 걸 아주 싫어한다. 그 대신 맑고 촉촉한 것을 아주 좋아한다.

무는 성질이 차고 수분이 많아 폐에 쌓이는 열을 식혀주고, 진액을 보충해서 호흡기를 촉촉하게 한다. 또한 진해, 거담, 배농, 해열 작용이 있다.

4. 늙은 호박·단호박

늦은 가을 늙은 호박 세 개만 달여 먹으면 그해 겨울 기침, 가래, 감기 예방이 거뜬하다.

늙은 호박은 기관지와 폐 보호에 효능이 뛰어나고, 폐 기능을 활성화해주고, 니코틴 해독을 하며 가래를 멈추게 한다.

2004년 식품과 인체노화 분야의 권위자인 미국의 스티븐 플랫 박사가 호박을 슈퍼 푸드로 소개하고 있다.

호박은 소화가 잘 되는 탄수화물이 많고 과육의 색에서 보듯이 강력한 항산화물질인 카로티노이드 함량이 매우 높은 채소다. 호박의 황색을 나타내는 카로티노이드는 항암효과가 있는 베타카로틴, 눈에 좋은 루테인 등의 성분으로 구성돼 있다.

미국 국립암연구소가 흡연 경력자를 대상으로 조사한 결과 호박의 베타카로틴이 발암의 원인인 활성산소를 무독화시켜 주는 것으로 나타났다.

5. 브로콜리

브로콜리는 폐·기관지 청소부다.

브로콜리의 '설포라판'이라는 유황화합물이 미세먼지, 공해물질, 흡연 등으로 폐에 달라붙은 세균과 찌꺼기를 씻어낸다.

또한 브로콜리의 비타민 C와 베타카로틴은 항산화 물질로 폐 세포 건강, 감기예방, 면역력 증강에 아주 좋은 식품이다.

6. 호두·호두기름

한의학에서 호두는 보허약으로 분류되며, 주로 폐나 기관지가 허약한 사람들에게 보약으로 쓴다. 『동의보감』에서 호두에는 약간의 독소가 있다고 했으니 살짝 쪄서 먹는 것이 좋다. 호두기름은 호두를 3번 찌고 말려서 기름으로 짜면 그 효능이 우수하다.

7. 배

배 또한 기관지염, 기침, 가래, 해열에 도움을 준다. 자연산 돌배면 더 좋다.

하지만 배를 다량 섭취하면 안 되는 사람들도 있다. 배에는 칼륨이 많으므로 칼륨 농도가 잘 조절되지 않는 콩팥병 환자는 섭취에 주의하라.

8. 생강

폐와 기관지 건강에 생강은 두말할 게 없을 것이다.

생강은 폐와 기관지 손상 조직을 회복시키는 데 큰 효과가 있다.

폐와 기관지에 냉기를 발산시켜 담을 제거하고, 풍한습기를 없애고, 천식을 다스린다.

생강 속 진저롤과 쇼가올 성분이 살균, 항염, 면역력증강에 효과가 뛰어나다.

만성적으로 폐·기관지가 약한 사람은 날것보다 말린 음식을 먹기를 권한다. 특히 진저롤과 쇼가올 성분은 고온에 끓여야 유용성분이 증가한다.

9. 토마토

토마토의 '라이코펜' 성분은 대표적인 항산화 물질로 유해 활성산소를 감소시켜 폐 손상을 억제하고 폐 질환을 예방한다.

라이코펜은 익혀서 기름과 같이 먹어야 체내 흡수율이 높기 때문에 올리브오일 등을 넣어 익혀서 먹는 것이 좋다.

10. 모과

마지막으로 모과도 감기를 예방하고 피로회복 효능이 우수하다.

한방에서는 감기, 기관지염, 폐렴 등 기침을 할 때 모과가 들어간 약을 처방한다.

□ 차 복용방법

◆ 도라지차

1) 도라지와 조청을 1:1로 갈아서 약한 불에 20분간 끓여 하루 숙성한 뒤 '도라지조청 1 : 물 3'의 비율로 희석해 마신다.

2) 말린 도라지 5g, 대추 5g에 물 2L를 넣고 1시간 끓여 물 대신 마신다.

◆ 무차. 무말랭이차

1) 무와 조청을 1:1 비율로 갈아 20분 정도 약한 불에 졸여 24시간 숙성시킨 후 하루에 무조청1: 물3 비율로 희석해 마신다.

2) 무말랭이 10g, 대추 5g에 물 2L를 넣고 1시간 끓여 물 대신 마신다.

◆ 늙은 호박탕

1) 늙은 호박 한 개의 꼭지 부분을 손이 들어갈 만큼 둥글게 도려내고 씨를 골라낸다.

2) 구기자 50g, 대추 50g, 생강 10g, 수삼 1뿌리, 꿀 200mL 정도 넣는다.

3) 도려낸 호박 꼭지를 덮고 열리지 않도록 동여맨다.

4) 솥에 물을 붓고 호박은 다른 용기에 담아 물에 닿지 않도록 중탕하여 충분히 익힌다.

5) 중탕한 것을 짠다.

6) 1일 2회로, 공복에 소주잔으로 한 잔씩 마신다.

◆ 호두·호두기름

1) 살짝 쪄서 먹는 것이 좋다.

2) 호두기름은 호두를 3번 찌고 말려서 기름으로 짜 1일 1회 반 스푼을 먹는다.

◆ 생강차

1) 생강과 조청 혹은 꿀을 1:1로 갈아서 약한 불에 20분간 끓여 하루 숙성한 뒤 '생강조청 1 : 물 3'의 비율로 희석해 마신다.

2) 말린 건강 5g, 대추 5g에 물 2L를 넣고 1시간 끓여 물 대신 마신다.

◆ 모과차

1) 모과와 조청 혹은 꿀을 1 : 1로 갈아서 약한 불에 20분간 끓여 하루 숙성한 뒤 모과조청 1: 물 3의 비율로 희석해 마신다.

2) 말린 모과 10g, 대추 5g에 물 2L를 넣고 1시간 끓여 물 대신 마신다.

중·노년의 폐 건강지킴이, 청폐차

환절기 기침, 가래, 숨 가쁨, 비염 등이 걱정된다.

심한 일교차, 미세먼지, 공해물질, 꽃가루 등이 발생하면 우리 몸은 적응하기 위해 자율신경을 조율시킨다. 이때 조율이 잘 안 되면 기침, 가래, 숨 가쁨, 비염 등의 증상이 나타난다.

겨울에서 봄으로 가는 꽃샘추위 때, 가을에서 겨울로 가는 환절기 때 더 심해진다.

먼저 기침은 우리 몸 안에 발생한 이물질을 밖으로 내보내기 위한 자연 현상이다.

근데 마른기침과 가래기침의 차이는 무엇일까? 마른기침은 감기를 앓는 젊은 사람에게, 가래기침은 병을 오래 앓은 허약자나 노년층에서 잘 나타난다.

폐는 촉촉하고 맑은 것을 좋아하기 때문에 한의학에서는 폐 질환을 치료하려면 가장 먼저 폐에 진액을 보충시켜 촉촉하게 만들어 준다.

다음 가래는 한마디로 기관지에 생긴 염증 분비물을 말한다.

또 호흡할 때 들어온 미세먼지, 세균, 매연 등 유해물질 정화작용 과정의 찌꺼기다.

기관지나 폐에 이상이 있는 경우라면 어떤 질환에서도 가래가 나타날 수 있으나, 그중에서도 대표적인 질환이라고 할 수 있는 것이 급성 및 만성 기관지염, 기관지 확장증, 폐렴, 폐농양, 폐결핵, 폐암 등이 있다. 간혹 비염이나 축농증이 있는 경우에 콧물이 목 뒤로 넘어가서 간혹 가래로 오인되는 경우도 흔히 있다.

가래가 있다면 일단 병적인 상태로 간주하는 것이 옳다고 할 수 있는데, 우선 가래와 타액을 구별하는 것이 중요하다. 타액은 거품이 많지만 가래는 거품이 거의 없다.

숨 가쁨 증상은 환절기에 더 심해진다.

나이 들면 폐 기능도 약해져서 체내 산소가 부족해져 자꾸 숨이 찬다. 젊어서는 안 그랬는데 나이가 들면 자꾸만 사레에도 잘 걸린다.

그런데 자연 노화로 인한 것 말고, 질병으로 인해 숨이 가쁜 경우가 있다.

1. 기좌호흡(orthopnea)

누우면 숨이 차다. 일어나 앉거나 몸을 앞으로 숙이면 덜해진다. 이때는 심부전, 기관지천식, 만성폐쇄성 폐질환 등을 의심해 볼 수 있다.

2. 편평호흡(Platypnea)

일어나 앉으면 더 심하다가 누우면 편안해진다.

이때는 만성폐쇄성 폐질환, 폐절제술, 간폐증후군 등을 의심해 보라.

3. 측위호흡(Trepopnea)

좌측이나 우측으로 누우면 호흡곤란이 심해지는 경우엔 심장 질환, 폐 이상이 있는지 검사해 보는 것이 좋다.

폐의 기운은 원래 하행하는 것이 순리다. 숨을 들이마셨으면 아래로 하행해야 순리인 것과 같은 이치다.

그런데 노화, 미세먼지, 유해물질, 흡연, 스트레스 등에 자꾸 노출되면 폐기가 자꾸 역상을 한다. 빨리 폐와 기관지를 대청소해서 청폐시켜야 하고, 음액을 길러 폐를 촉촉하게 해야 한다. 폐는 맑고 촉촉한 것을 좋아한다고 이미 말한 바 있다. 그래야 폐의 기운이 순리대로 하행하게 된다.

□ 청폐탕에 들어가는 약재별 효능

◆ 맥문동

맥문동은 폐 건강의 군약 중 군약이고, 요약 중 요약으로 최고의 약재다. 음액을 길러 폐를 촉촉하게 하고 마른 가래를 제거한다.

◆ 오미자

오미자는 폐와 신장을 동시에 강화시켜 구해허천 한다. 구해허천을 치료한다는 것은 오래된 기침, 오래된 천식, 오래된 숨 가쁨 등 만성적인 폐 질환을 치료한다는 말이다.

◆ 길경(도라지)

길경은 도라지다. 폐기를 강화시키고 진해거담 한다. 길경은 감초하고 찰떡궁합으로 유명한 감길탕에 쓰인다.

◆ 감초

감초는 해독작용이 있어 미세먼지, 공해물질, 니코틴 등 폐에 축적된 독소물질을 해독하고 폐를 촉촉하게 자음(滋陰) 한다.

◆ 행인

행인은 살구 씨로 진해, 거담 하니 가래를 삭이고 호흡기 질환을 치료한다.

끈적거리는 가래를 삭이며 기도의 통과 장해를 경감시켜 호흡을 편하게 하고, 기침 천식에 호흡곤란을 동반할 때 좋다. 특히 감기 기침에 효과가 크다.

뿐만 아니라 대장과 위장 운동을 촉진하여 식체, 변비를 개선한다.

◆ 황금

황금은 맛이 매우 쓰고 약성은 차며 폐, 위, 대장에 주로 작용하는 약재이다.

따라서 폐열, 해수, 해독하여 청폐시킨다.

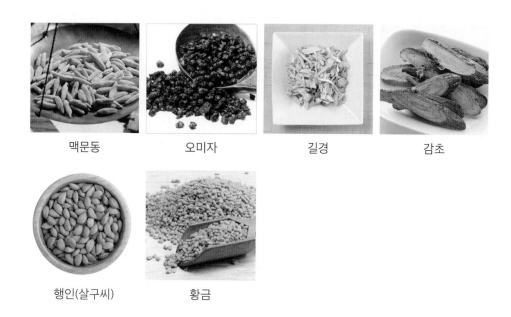

맥문동   오미자   길경   감초

행인(살구씨)   황금

□ 청폐탕·청폐환 복용법

자, 그럼 집에서 간단히 끓여 마실 수 있는 청폐탕을 소개한다.

한방에는 청폐강화탕, 청폐탕, 청폐보혈탕, 삼소음, 행소탕 등 폐 건강 치료 방제가 몇 가지 있다.

청폐탕은 위의 방제들에 들어가는 중요 약재를 가지고 군신좌사(君臣佐使)의 원리를 적용해 배합했다.

◆ 청폐차(清肺茶)

1) 맥문동 8g, 길경 8g, 오미자 6g, 감초 4g, 행인 3g, 황금 3g을 혼합한다.

2) 혼합한 약재를 물 3L에 넣고 약한 불로 2시간 끓여 1L 정도 되게 한다.

3) 하루 동안 수시로 편하게 마시면 된다.

3개월 이상 장복해도 된다.

◆ 청폐환(淸肺丸)

1) 맥문동 800g, 길경 800g, 오미자 600g, 감초 400g, 행인 300g, 황금 300g을 혼합하여 곱게 가루 낸다.

2) 가루 낸 약재에 찹쌀풀과 꿀을 적당히 넣어 먹기 좋게 환을 만든다.

3) 1일 3회, 1회 8g씩 식사 후에 복용한다.

위의 양은 3개월 정도 먹을 수 있다.

중·노년 면역력 쑥쑥 '맥문동생강고'

우리 몸에는 하루에도 약 5천 개 이상의 암세포가 발생한다. 그러나 면역력 활성이 좋으면 이런 암세포들을 다 소멸시킬 수 있다.

그런데 면역세포가 많고 강하다고 좋은 건 아니다. 면역세포의 활성도와 밸런스가 더 중요하다.

면역력은 너무 약하면 감염병에 취약해지고 암 등의 발생 위험이 커지지만, 반대로 너무 강해도 과도한 염증반응으로 인해 자가 면역질환, 당뇨질환, 심혈관질환으로 스스로를 공격한다. 면역계가 오작동하거나 과민 반응하는 것이다.

면역세포의 종류

1. NK세포(natural killer cell)

자연살해세포라고 해서 최전선 전투병이라 할 수 있다.

암세포 막에 구멍을 내서 사멸시키고, 다른 면역세포의 증식을 도와준다. 유해물질이 침입하면 즉각 물리친다.

2. T세포

일반 군인 같은 역할을 한다.

흉선에서 유래하는 림프구로 면역에서의 기억능력을 가지며 B세포에 정보를 제공하여 항체생성을 돕고 세포면역에 주된 역할을 한다.

3. 수지상세포

적군을 알아내는 삼팔선 경계구역 순찰병 같은 것이다.

4. B세포

우리 몸에 항체를 생산해 바이러스를 막아낸다.

그럼 나의 면역력 점수는 얼마나 될까 체크해 보자.

\<자가 면역력 체크리스트\>

그렇다–2점, 잘 모르겠다–1점, 아니다–0점

no.	항목	0점	1점	2점
1	감기에 걸리면 잘 낫지 않는다			
2	체력이 저하된 듯하거나 만성피로감이 있다			
3	아침에 일어날 때 몸이 무겁고 처진다			
4	충분히 자도 피곤이 풀리지 않는다			
5	항상 몸이 나른하고 집중이 잘 안 된다			
6	자꾸 우울해지고 짜증이 잘 난다			
7	입안이 잘 헐거나 입 주위에 물집이 생긴다			
8	만성 스트레스에 노출되어 있다			
9	앉아 있는 직업으로 운동량이 부족하다			
10	고혈압, 당뇨 등 만성 질환이 있다			
11	배탈이나 설사가 자주 난다			
12	눈에 염증이 잘 난다			
13	상처나 흉터가 잘 아물지 않는다			
14	무좀이 있고 치료해도 낫지 않는다			
15	12시 넘어 자고 수면시간이 6시간 이하다			
16	식사, 취침, 기상 등 생활이 불규칙하다			
17	담배를 많이 피운다			
18	술을 자주 마신다			
19	야채, 과일보다 인스턴트 식품이나 육류를 자주 먹는다			
20	흡연이나 음주를 자주 한다			

◆ 결과 알아보기

0~9점 : 면역력이 높은 편이며 앞으로도 현재와 같은 생활 습관을 꾸준히 유지하라.

10~19점 : 면역력이 약한 편으로 건강한 식생활과 운동하는 습관을 기르라.

20~29점 : 면역력이 나쁜 편으로 조금만 방심하면 질병이 찾아올 수 있으니 나쁜 식생활이 있는지 체크하여 고쳐 나가고 운동을 병행하라.

30점 이상 : 면역력이 매우 나쁜 편으로 기저질환을 잘 관리하고, 건강검진을 수시로 하여 심각한 질병에 노출되지 않도록 하라.

□ 면역력이 약해지면 걸리기 쉬운 질환

◆ 호흡계 질환

면역력이 약해지면 감기·유행성 바이러스 질환, 폐 질환, 기관지 질환에 가장 취약하다.

환절기에는 면역력이 떨어지고 공기 중에 습도가 줄면서 호흡기 점막이 건조해져 감기에 걸리기 쉽다.

◆ 염증성 질환

각종 암은 대부분 염증으로부터 시작된다.

만성장염, 만성위장염, 관절염, 류머티즘 관절염, 혈관염, 혈전, 동맥경화, 심장질환, 뇌혈관질환, 동맥경화, 심부전증, 뇌일혈, 뇌출혈 등등이 모두 면역력 저하로 인해 면역반응을 못 해서 생기는 질병들이다.

◆ 피부 질환

면역력 저하로 인한 피부 질환 중 가장 무서운 것이 대상포진이다.

대상포진 환자들이 통증 정도를 호소할 때 흔히 "태어나서 이렇게 아픈 건 처음이다. 죽을 것 같다"고 말한다.

그 외 아토피, 건선, 두드러기, 헤르페스, 한포진, 비립종, 쥐젖, 검버섯 등이 있다.

◆ 여성 질환

면역력이 저하되면 여성의 감기라 불리는 방광염과 만성 질염에 걸리기 쉽다.

만성 방광염의 경우는 피로가 누적되어 방광이 약해져서 비세균성 방광염이 자주 생기는 것이다.

만성 질염은 질 내부의 불균형으로 인해 발생하는 질환으로 인체의 면역 체계가 저하되거나 피로가 쌓이게 되면서 발생한다.

그 외에도 면역력 저하는 인유두종, 자궁질환 등을 유발할 수 있다.

◆ 고혈압, 당뇨, 심장질환, 호흡기계 질환, 치매

전 세계를 공포로 몰아넣은 코로나-19에 가장 취약했던 사람들이 바로 당뇨, 심장질환, 호흡기계 질환, 치매 등과 같은 기저질환을 가지고 있는 사람들이다.

중앙방역대책본부가 2020년 4월 2일에 발표한 자료에 의하면 코로나-19 감염으로 사망한 사망자는 169명이었으며, 사망자의 대부분은 기저질환이 있었다고 한다.

이 가운데 고혈압이 66%로 가장 많았고, 당뇨(44%), 치매(33%), 호흡기계 질환(30%), 심장질환(23.6%) 순으로 나타났다. 한 명의 사망자는 평균 3개의 기저질환을 앓았다고 한다.

□ 면역력 높이려면!

면역력을 높이려면 기초 체온을 높여야 한다.

체온이 정상체온에서 1도만 낮아져도 각종 유해물질과 바이러스부터 저항할 수 있는 힘인 면역력은 떨어지기 마련이다.

그동안 알려진 신뢰할 수 있는 연구결과에 의하면 체온 1도가 떨어지면 면역력은 30%가량 떨어진다고 한다. 반면에 1도가 높아지면 면역력은 50%나 증가하는데, 이는 체온이 높아지면 체내 혈액순환을 도와 세포활동을 촉진시켜 신진대사가 활발해지기 때문이다.

그럼 면역력 증강에 중요한 체온조절, 혈행개선, 위장강화에 도움이 되는 것은 무엇이 있는지 알아보겠다.

□ 맥문동생강고 만들기

1) 불린 맥문동 100g, 생강 120g, 생도라지 70g, 씨 바른 대추 50g, 계피가루 10g, 청주 300mL를 혼합하여 믹서로 곱게 간다.

2) 갈아 놓은 재료에 조청 200g을 넣고 약한 불에 내용물이 반으로 줄 때까지 졸인다.

3) 뜨거울 때 보관용기에 담아 3일간 숙성 후 냉장 보관한다.

4) 하루에 맥문동생강고를 2회 복용하며, 1회 10g씩 복용한다. 따듯한 물에 타서 마셔도 된다.

탈모 스톱! 모발 쑥쑥! 흰머리 안녕!

속설에 "대머리가 정력이 세다", "귀 큰 거지는 있어도 대머리 거지는 없
다"라는 말이 있다.

일리 있는 말이다. 남성호르몬과 탈모는 관련성이 크기 때문이다.

탈모 유형은 크게 4가지로 나눠볼 수 있다.

□ 탈모 유형 4가지

1) 남성형 탈모증(androgenic alopecia)

남성형 탈모증은 탈모 환자의 약 50% 정도를 차지할 정도로 가장 흔한
탈모 유형이다. 이 탈모증의 특징은 초기에는 앞이마가 넓어 보이다가 점
차 정수리 쪽으로 올라가며 M자나 U자 형태로 탈모가 진행된다. 또한 가르

마를 중심으로 한쪽으로 C자를 그리며 머리가 빠지는 'C형', 그리고 'M+C' 등의 결합형이 있다.

이 유형의 탈모증의 발생 시기는 20대, 30대에서부터 시작하는 것이 일반적이다. 우스갯소리로 주변머리 없는 사람이라고 하는데 바로 이 유형이다.

원인으로는 유전적, 남성호르몬 변화, 하초냉증, 고환냉증, 노화, 스트레스 등이 큰 영향을 미친다. 위의 원인들로 인하여 남성호르몬의 일부인 DHT(dihydrotestosterone) 조절의 균형이 깨지면서 모발성장 촉진인자를 감소시킨다. 모낭에서 DHT가 작용하게 되면, 모낭은 점점 위축되고 머리카락은 짧아져서 결국에는 모낭이 수축되고 퇴화하게 되어 탈모가 발생된다.

또한 탈모의 유전인자는 친가나 외가 어느 쪽에서도 유전이 가능하며, 모계나 부계 쪽으로부터 하나의 탈모 유전인자만 받아도 대머리가 될 수 있다.

2) 확산성 탈모증(diffuse hair loss)

확산성 탈모는 모근이 약해지면서 모발이 서서히 가늘어지다가 정수리를 중심으로 'O자'로 점차 탈모 부위가 확산되는 탈모증이다. 그래서 우스갯소리로 '소갈(속알)머리 없는 사람'이라고 한다.

확산성 탈모의 원인은 육체적 스트레스나 심리적 스트레스, 피로, 빈혈, 갑상선 질환, 약물 부작용, 호르몬 변화, 잘못된 식습관 및 무리한 다이어트 등을 꼽을 수 있다.

모낭에 모발생성과 모발성장에 필수적인 영양소 공급이 잘 안 돼서 그렇다.

3) 원형 탈모증(alopecia areata)

원형 또는 타원형의 탈모반이 두발이나 눈썹, 수염 등의 불특정 부위에서 동전 모양으로 탈모가 된다.

원인은 심한 스트레스로 인한 자가 면역 시스템 문제로 보고 있다. 머리카락을 생산해 내는 부위인 모낭세포에 대한 자가 면역 반응이 가장 가능성이 높은 것으로 알려져 있으며, 그 외에도 정신적인 스트레스나 유전적 소인도 영향을 미친다고 알려져 있으나, 아직까지 정확하게 밝혀져 있지 않다.

염증성 질환으로 증상이 갑자기 나타나는 것이 특징이고, 환자가 느끼는 자각 증상은 거의 없고, 보통 직경 1~5cm 정도의 원형 탈모된 피부 병소가 발생한다. 탈모 부위의 가장자리에서 빠지려 하는 머리카락은 잡아당길 경우 쉽게 뽑혀 나오며, 가늘어져 있고, 모낭이 보이지 않는다. 환자에 따라서는 탈모가 진행되어 머리카락 전체가 빠지는 경우도 있다. 자연적으로 치유되기도 하며, 재발이 흔한 편이다.

4) 여성형 탈모증(female pattern alopecia)

주로 앞이마 선은 보존되며 머리의 중간 부위가 탈모되지만, 두피 전체에 골고루 탈모 현상을 보이기도 한다.

주로 출산 후 갑작스런 여성호르몬 부족, 유산, 제왕절개 수술, 난소 적출, 자궁근종, 자궁냉증, 자궁어혈 등이 원인이다.

여성 탈모는 남성형 안드로겐성 탈모와는 달리 일정한 형태가 없고 머리에 전반적으로 탈모가 일어난다. 모발이 점차 가늘어지고 안면과 두피의 경계선이 유지되면서 두피 중앙의 굵은 머리가 점점 빠지는데, 머리 중심부를 중심으로 광범위하게 고른 탈모 현상을 보인다. 그러나 이마가 벗어

지거나 완전한 대머리가 되는 경우는 극히 드물다.

여성들이 나이가 들수록 점진적으로 탈모 현상을 보이는데, 이는 여성이 나이가 들면서 남성호르몬이 많이 분비되거나 남성호르몬 작용이 있는 약물을 복용하는 것 등이 원인이 될 수 있다. 이때는 탈모 외에 전신 다모증, 남성화 및 다른 내분비 이상이 생기는 경우도 있다.

그 외에도 신체 내부기관 문제로 비장과 간담의 습열, 신장기능약화, 생식계질환, 갑상선질환, 소화계질환, 만성 스트레스, 수면장애, 약물 과다 복용(항암제, 관절염약, 통풍약, 고혈압, 스테로이드제 복용) 등이 원인이 되기도 한다.

□ 탈모란?

머리카락이 나왔다고 다 자라는 게 아니고, 정상인도 하루 80개 이내로 빠진다.

하지만 하루 80가닥 이상 빠지고 모발이 점점 가늘어지고 탄력 없이 착 가라앉고, 모발을 당기면 쉽게 빠지고, 빠지는 양이 전에 비해 50% 이상 증가했다면 탈모가 맞다.

한의학에서는 탈모 치료 및 예방으로 폐·간·신장 등의 기능강화, 영양공급, 두피면역력 증강, 호르몬 분비 안정화로 모발 성장을 촉진시킨다.

□ '석창포하수오' 약재별 효능

◆ 인삼과 말린 생강껍질

인삼과 말린 생강껍질은 '장발자영산'이라는 발모 처방에 들어가는 군약(君藥)이다.

기혈을 보충시키고 혈액의 흐름을 촉진시킨다.

◆ 녹차와 석창포

녹차의 카테킨 성분이 DHT 생성억제로 탈모를 예방하고, 석창포의 '베타아사론' 성분이 모발을 굵고 탄력 있게 한다.

◆ 백하수오

간장과 신장 기능을 강화시켜 모발을 생성하고, 검어지게 한다.

'하수오(何首烏)'라는 약재명의 기원이 머리카락을 검게 한다는 데서 유래되었다고 한다.

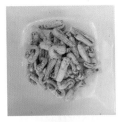 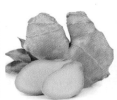 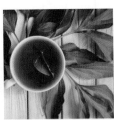 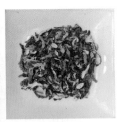

인삼   생강   녹차   석창포

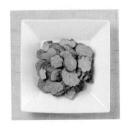

백하수오

□ '석창포하수오' 사용법

◆ 석창포하수오 차

1) 조각 낸 인삼 5g, 말린 생강껍질 3g, 녹차 5g, 석창포 5g, 하수오 5g을 혼합한다.

2) 혼합한 약재를 물 3L에 넣고 약한 불로 2시간 끓여 1L 정도 되게 한다.

3) 하루 동안 수시로 편하게 마시면 된다.

    3개월 이상 장복해도 된다.

◆ 석창포하수오 환

1) 조각 낸 인삼 500g, 말린 생강껍질 300g, 녹차 500g, 석창포 500g, 하수오 500g을 혼합하여 곱게 가루 낸다.

2) 가루 낸 약재에 찹쌀풀과 꿀을 적당히 넣어 먹기 좋게 환을 만든다.

    위의 양은 2개월 정도 먹을 수 있다.

◆ 석창포하수오 수

1) 조각 낸 인삼 5g, 말린 생강껍질 3g, 녹차 5g, 석창포 5g, 하수오 5g을 혼합한다.

2) 혼합한 약재를 물 3L에 넣고 약한 불로 2시간 끓인다.

3) 석창포하수오 수를 분무기에 넣어 수시로 두피에 뿌려 마사지 한다.

    * 말린 생강껍질이 없으면 생강을 배로 사용한다.

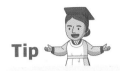

Tip

- 모발 쑥쑥 엑기스를 먹고 발랐다고 일주일, 한 달 만에 쑥쑥 올라오지 않는다. 6개월 이상 꾸준히 먹고 발라줘야 어느 순간 조금씩 올라오는 게 보인다.

- 이 기간 동안 효과가 빨리 없다고 스트레스를 받거나, 꽉 끼는 가발과 모자 등을 쓰게 되면 모낭에 산소 공급이 안 되고 두피가 열 받으니 효과는 더 더뎌진다.

노년을 꽃중년처럼 보낼 수 있는 꿀팁

어르신들께 뒷방 늙은이란 말은 절대 하면 안 된다. 늙는 것이 아니라 익어가는 것, 아름답게 물들어 가는 것이다.

나도 60이 훌쩍 넘고 보니 어떻게 하면 아름답게 늙을 수 있을까, 어떻게 하면 추하지 않게 Well-Dying(편안한 죽음) 할 수 있을까를 생각하게 된다.

그런데 중년은 몇 살부터고, 노년은 몇 살부터일까?

실례로 우리나라 경로당은 65세 노인은 이용할 수 없고, 75세가 넘어야 주전자 들고 물시중을 드는 막내 역할을 할 수 있다는 우스갯소리도 있다고 한다.

2015년 UN(United Nation)은 새로운 연령분류 표준에 대한 규정을 만들어 분류 발표했다. 이 분류 표준은 세계 인류의 체질과 평균수명을 근거로 사람의 평생연령을 5단계로 나눠 발표한 것이다.

<연령분류 표준>

단계	분류	연령
1단계	미성년자(Underage)	0~17세
2단계	청년(Youth / Young people)	18~65세
3단계	중년Middle-aged)	66~79세
4단계	노년(Elderly / Senior)	80~99세
5단계	장수노인(Long-Lived elderly)	100세 이상

* 2015년 UN 발표

『좁은 문』이라는 유명한 소설을 쓴 앙드레 지드가 말하길 "늙기는 쉽지만 아름답게 늙기는 어렵다"라고 했다.

그런데 나는 생각이 다르다. 아름답게 늙기가 그리 어려운 것만은 아닐 것 같다.

아래에 말하는 몇 가지를 쉬운 것부터 한번 실천해 보면 여러분도 분명히 꽃중년, 아름다운 노년을 맞이할 수 있을 것이다.

◆ 신장을 재건(再建)시키자

노년기엔 신장을 제일 중요하게 관리해야 한다. 신장은 생명력을 유지해 주고, 뼈를 튼튼하게 하는 제1기관이기 때문이다.

신장을 건강하게 하려면 맹물은 마시지 말라. 두충, 대추, 검은콩, 구기자를 똑같은 비율로 다 섞어도 좋고, 그중 한 가지 약재만 택해도 된다.

하루에 20g을 물 3L 정도에 1시간 은근히 끓여서 물 대신 마시면 된다.

◆ 비·위장을 재건(再建)시키자

위장 건강을 잘 다스려야 한다. '식약동원(食藥同原)'이라고 먹는 게 바로 보약이요, 건강을 지키는 지름길이다.

위장 건강엔 백출, 대추, 말린 양배추, 말린 생강을 똑같은 비율로 다 섞어도 좋고, 한 가지 약재만 택해도 된다.

하루 20g을 물 3L 정도에 1시간 은근히 끓여서 물 대신 마시면 된다.

◆ 뼈와 근육을 튼튼히 세우자

근육과 뼈 건강을 잘 관리해야 건강한 활동을 할 수 있다. 근 감소증이 되면 신체 전반의 기능을 떨어뜨리고 뼈를 약화시킨다.

하루 5분씩 다리를 만져준다. 무릎의 학정, 내슬안, 외슬안혈 부위, 정강이의 족삼리혈 부위를, 장딴지의 위중과 승산혈 부위, 발등의 태충혈 부위, 발바닥의 용천혈 부위를 각각 1분씩 지압봉으로 문질러 준다. 혈 자리가 정확하지 않아도 된다. 꾸준히 문지르는 것이 중요하다.

◆ 식탐(食貪)을 줄이자

현대의 질병은 대부분 못 먹어 생긴 병보다 너무 먹어서 생기는 병이 훨씬 많다.

나이 들수록 식탐이 생기는 것은 체력보충을 하고자 하는 모든 사람의 본능적 심리다. 충분히 이해는 되지만 나이가 들수록 적게 먹고, 자주 먹는 게 오히려 건강에 좋다.

◆ 약탐(藥貪)도 버리자

나도 가끔 약국에 가는데, 약국에 앉아 차례를 기다리다 보면 노인들께서 약을 한 보따리씩 안고 나간다. 너무 안타까워 약 보따리를 뺏어버리고 싶을 정도다. 약 보따리가 아니라 저승사자 독 보따리인 줄도 모르고 저리들 안고 가시는구나 싶기 때문이다.

나이가 들면 심리적으로 약해져서 자꾸 약에 의존하게 되는 심정은 충분히 이해가 가지만, 약 없이도 충분히 이길 수 있는 병을 지나치게 약에 의존하고 맹신하고 있다.

◆ 당뇨와 고혈압은 반드시 잡자

절대 약에만 의존하지 말고 하루 1시간, 일주일에 3번 이상 빨리 걷기를 하자.

당뇨, 고혈압 잡는 데 가장 쉽고 최고인 유산소 운동이다.

◆ 고기, 채소, 과일을 골고루 먹자

노년에 지나친 채식 위주 식사는 오히려 건강을 해친다. 식물성 단백질도 자주 먹고, 불포화지방이 없는 양질의 육류도 알맞게 먹어야, 근육이 강화되어 노화를 예방할 수 있다.

◆ 스트레스는 그때그때 빨리 풀어버리자

인생이 고해라는데 살다 보면 누군들 스트레스가 없겠는가. 그래도 어떤 방법으로든 그때그때 풀어버려야 한다.

물론 배우자 때문에, 자식 때문에, 돈 때문에, 친구 때문에… 스트레스 받는 일이 수두룩하다. 그럴 땐 고스톱도 치고, 노래방도 가고, 춤도 추러 가고, 산에도 가고 하면서 스트레스를 날려보자.

스트레스는 면역기능을 저하시켜 노인병의 원인이 된다.

건강보험심사평가원에 따르면 20~30대 젊은 층에서도 노인성 질환인 대상포진, 통풍, 화병, 당뇨병 등의 발병률이 가파르게 증가하고 있다고 한다. 원인은 모두 만성 스트레스 때문이다.

◆ 화(분노)를 확 줄여보자

100세 철학자 김형석 교수께서는 "돌아보면 60~80세가 제일 행복하고, 생산적인 좋은 나이였다"고 말하며, 장수의 비결은 "욕심을 버리고 화를 안 내는 것이다"라 한다. 무엇보다 화와 분노를 줄이는 것이 중요하다.

◆ 말을 줄이자

"늙으면 입은 다물어야 하고, 지갑은 열어야 한다"라는 얘기가 있다.

폐 건강을 위해서라도 말을 줄여야 한다. 말을 너무 많이 하면 폐와 방광 기능이 약해진다.

아주 재밌는 학설이 있다. 명리학자들이 공통으로 하는 말이 "말이 많은 사람 사주에는 거의 '공망(空亡)'이 들었다"고 한다. 빈 깡통이 요란스러운 이치다.

09

중·노년의 무릎,
소 무릎보다 튼튼하게 만들기

계절도 참 좋고 나들이 다니기 딱 좋은 때인데 무릎이 말썽이라면?

오늘은 중·노년의 무릎을 소 무릎보다 더 튼튼하게 만드는 방법 알려드리겠다.

아래 증상을 가진 사람들에게는 큰 도움이 될 것이다.

- 학슬풍(鶴膝風)으로 무릎이 은근하게 아프며, 학다리처럼 무릎이 튀어 나온다.
- 비증으로 무릎이 시큰거리면서 저리고 묵직하다. 특히 날이 흐리거나 비가 오는 날에 통증이 더 심하다.
- 무릎이 자꾸 붓고 통증이 있으며, 움직이기 힘들고 아프다.
- 역절풍으로 무릎이 붉게 붓고 아프고 밤이 되면 통증이 더 심하다.
- 다리에 힘이 자꾸 빠지고 잘 넘어지기도 한다.

· 앉았다가 일어서려면 무릎에서 소리가 난다.

이럴 때 하루 한 번씩 꾹꾹 눌러주다 보면 소 무릎보다 더 힘이 생기는 간단 지압법을 알려드리겠다.

□ 지압 혈자리 효능

◆ 족삼리혈(足三里穴)

옛말에 "먼 길을 떠나려거든 족삼리를 눌러라"라는 말이 있다. 옛날에 지방에 사는 선비들은 과거시험을 보려고 한 달씩이나 걸려서 한양에 갈 때 족삼리혈에다 뜸을 뜨거나 지압, 침 등을 놓으며 갔다.

족삼리혈은 족양명위경(足陽明胃經)의 36번 혈로 다리 근육과 관절을 강화시키는 요혈(要穴)이다.

무릎통증, 하지마비, 하지부종, 좌골신경통, 관절통증, 반신불수, 중풍, 하지무력, 쥐내림 등을 예방하고 치료한다.

◆ 내슬안혈(內膝眼穴)

경외기혈로 '무릎의 안쪽에 있는 눈'이란 뜻이다.

무릎관절 강화, 연골강화로 무릎통증, 시큰거림, 욱신거림, 중풍, 하지무력, 관절낭, 근육성 질환 등을 예방하거나 치료한다.

◆ 외슬안혈(外膝眼穴)

'독비(犢鼻)'라고 하는 족양명위경에 속하는 혈 자리로, 무릎관절 강화,

연골강화로 무릎통증, 시큰거림, 욱신거림, 중풍, 하지무력, 관절낭, 근육성 질환 등을 예방하거나 치료한다.

◆ 학정혈(鶴頂穴)

'학의 정수리'란 뜻을 가진 혈로 무릎근육을 강화시켜 걸을 때 무릎충격 흡수, 무릎통증을 완화시킨다.

허벅지 근육과 무릎 뼈가 붙는 자리로 이곳의 근육이 강화되니 그런 효과가 나는 것이다.

◆ 압통점(壓痛點)

압통점은 혈 자리가 아니라 아픈 부위를 찾아 눌러주는 것이다.

무릎 주변에 유난히 통증이 심한 곳을 찾아보라. 찾았거든 무릎을 구부리고 20초간 누르고, 펴서 5초간 휴식, 다시 구부려 20초 3회를 반복한다.

□ 지압방법

◆ 족삼리혈

위치는 무릎 뼈 바깥쪽에서 아래로 손가락 4개 정도 아래에 위치하고 있다.

양쪽 모두 압진기, 지압봉으로 20회씩 눌러준다. 혹은 압침을 붙여준 후 24시간 뒤에 떼어준다.

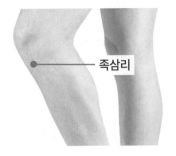

족삼리

◆ 내슬안혈

위치는 무릎을 90도로 굽혔을 때 무릎 뼈 안쪽 가장 아래쪽으로 오목하게 들어간 부위다.

양 무릎을 모두 압진기, 지압봉으로 20회씩 눌러준다. 혹은 압침을 붙여준 후 24시간 뒤에 떼어준다.

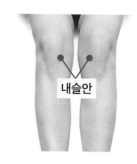

◆ 외슬안혈

위치는 무릎을 90도로 굽혔을 때 무릎 뼈 바깥쪽 가장 아래쪽으로 오목하게 들어간 부위다.

양 무릎을 모두 압진기, 지압봉으로 20회씩 눌러준다. 혹은 압침을 붙여준 후 24시간 뒤에 떼어준다.

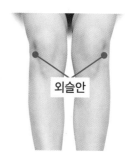

◆ 학정혈

위치는 무릎을 90도로 굽혔을 때 무릎 뼈 정중앙에서 가장 위쪽 부위다.

양 무릎을 모두 압진기, 지압봉으로 20회씩 눌러준다. 혹은 압침을 붙여준 후 24시간 뒤에 떼어준다.

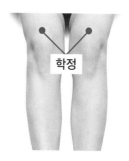

◆ 압통점

무릎 주변에 유난히 통증이 심한 곳을 찾아보라. 찾았거든 무릎을 구부리고 20초간 누르고, 펴

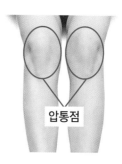

서 5초간 휴식, 다시 구부려 20초 3회를 반복한다.

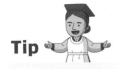
Tip

- 스테로이드 주사(일명 뼈주사)는 1년에 2~3회 이상 맞으면 안 된다.
  부작용으로 신장 악화가 될 수 있다.
- 무릎 관절염 완화 파스는 통증이 있는 반대편에 붙인다.
- 종종 사혈 없이 건부항을 하는 것이 도움이 된다.
- 혈액순환이 원활하도록 하반신욕을 자주 한다.
- 등산, 트레킹 시 스틱과 무릎 보호대를 사용한다.
- 쿠션이 있는 신발을 신는다.
- 물속 걷기, 수영장, 사우나가 도움이 된다.
- 체중 감량을 해야 한다.

중·노년의 입 냄새,
남은 다 아는데 나만 몰라?

입 냄새, 남은 다 아는데 본인만 모른다면?

입 냄새는 원인이 매우 다양하기 때문에 그 원인에 따라 해결 방법도 달라져야 한다. 지금부터 자세히 알아보자.

◆ 구강 내 침 부족에 의한 입 냄새

보건복지부 자료에 의하면 중·노년의 약 50퍼센트가 입 냄새를 풍긴다고 한다. 그 이유는 나이가 들면 침의 분비가 줄어들고, 수면 중 코를 골거나 입을 벌리고 자서 그렇다.

그렇게 되면 구강이 건조해지며, 그로 인해 입에 침이 마르게 된다. 침이 부족하게 되면 구강 내 살균작용이 떨어지게 되면서, 혐기성 유해세균 번식으로 입 냄새를 만든다.

이때는 침샘자극, 해독작용을 하는 '오매천문동' 차를 마시면 좋다. 오매는 매실 말린 것이며, 복용방법은 아래 알려드리겠다.

◆ 구강 내 질병으로 인한 입 냄새

입 냄새의 85~90%는 구강 내 질병 때문이다.

헛바닥에 황색이나 백색으로 설태가 끼는데, 이 설태를 혐기성 그람음성 세균이 분해하면서 황화합물을 만든다. 황화합물은 썩은 달걀 냄새가 난다.

치주질환, 구강암, 치아우식증, 충치, 치석, 보철물 등도 세균증식의 주범 이다.

이때는 치주염 구강질환에 효능이 최고인 '후박박하차'를 마시면 좋다.

◆ 비염, 축농증, 만성부비동염 등 코 질환에 의한 입 냄새

축농증은 부비동에 썩은 농이 쌓인 것이다. 혐기성 그람음성세균이 얼씨 구나 달려들어 황화합물을 만든다.

또 비염, 축농증, 코 막힘이 있으면 입으로 숨을 쉬게 되고 구강이 마른다. 그러면 침이 부족해지니까 입 안에 유해균이 번식하면서 입 냄새를 만든다.

이때는 '신이화유근피차'를 마시면 좋다.

◆ 편도선염, 편도결석에 의한 입 냄새

편도선염과 편도결석은 점액질과 세균으로 형성된 황화합물이 편도 표 면에 찌꺼기로 달라붙어서 입 냄새를 만들게 된다.

이때는 '박하길경차'를 마시면 좋다.

◆ 헬리코박터 파일로리균(Helicobacter pylori.菌)에 의한 입 냄새

헬리코박터 파일로리균은 위 점막에 기생하는 나선균으로, 환자에서 분

리된 균주마다 서로 다른 유전체 구조를 가진 특이한 세균집단이다.

헬리코박터 파일로리균은 우리나라 성인의 70% 정도가 보균자로, 한국인에게 가장 많이 발생하는 위암의 주요 원인인 것으로 알려져 있다. 헬리코박터 파일로리균이 만들어 낸 황하수소와 위·소·대장에서 음식물 발효가 잘 안 돼 생긴 가스 등이 폐를 통해 입으로 나온다.

이때는 위열을 내리고, 장내를 편안하게 하는 '치자후박차'를 마시면 좋다.

◆ 간질환, 당뇨, 고혈압 등에 의한 입 냄새

심한 스트레스를 받으면 입 냄새가 심해지는 걸 경험한 적 있을 것이다. 간이 열 받게 되면 입에 침이 마르기 때문이다.

당뇨병 환자의 경우에는 입안이 건조해지고, 케톤체 성분이 달고 신 듯한 입 냄새를 만든다.

이때는 '민들레인진쑥차'로 간담의 열을 내려주고, 혈당을 조절해 준다.

□ 입안에 향기 솔솔차 복용법

◆ 침 부족에는 '오매천문동차'

오매 15g, 천문동 10g에 물 2L를 넣고 약한 불로 1시간 끓여 하루 동안 물 대신 마신다.

매실원액이 있으면 원액 100mL를 물 600mL에 희석해서 하루 종일 마셔도 된다.

◆ 구강 내 질병에는 '후박박하차'

후박 25g, 박하 5g에 물 2L를 넣고 1시간 끓여 하루 동안 물 대신 마신다.

◆ 비염, 축농증, 만성부비동염의 코 질환에는 '신이화유근피차'

신이화 20g, 유근피 10g에 물 2L를 넣고 1시간 끓여 하루 동안 물 대신 마신다.

신이화는 버들강아지처럼 잔털이 있으니 거즈 등에 꼭 싸서 끓인다.

◆ 편도선염, 편도결석에는 '박하길경차'

길경 15g에 물 2L를 넣고 1시간 끓이다가 박하 10g을 넣고 10분간 더 끓여 하루 동안 물 대신 마신다.

◆ 헬리코박터 파일로리균에는 '치자후박차'

치자 5g, 후박 20g에 물 2L를 넣고 1시간 끓여 하루 동안 물 대신 마신다.

◆ 간질환, 당뇨 등에는 '민들레인진쑥차'

민들레 15g, 인진쑥 10g에 물 2L를 넣고 1시간 끓여 하루 동안 물 대신 마신다.

◆ 기관지 확장증, 폐암, 폐농양 등에 의한 입 냄새

솔잎 15g, 맥문동 15g에 물 2L를 넣고 1시간 끓여 하루 동안 물 대신 마신다.

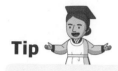

Tip

<입 냄새 자가 진단 방법>

1. 숨을 2분 정도 참았다가 양손으로 입과 코를 감싸고 숨을 내쉬어 냄새를 맡아 본다.

2. 손등을 혀로 핥고 5초 후 냄새를 맡아본다.

3. 숟가락으로 설태를 긁어 5초 후에 냄새를 맡아본다.

4. 배우자나 친구 등 가까운 사람에게 물어본다.

5. 이비인후과 전문 한방병원에 가서 이학적 검사를 한다.

6. 오랄 크로마, 할리미터 검사로 간단히 알 수 있다.

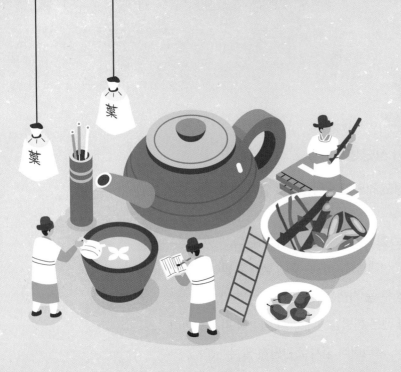

어린이·청소년에게 좋은 약초

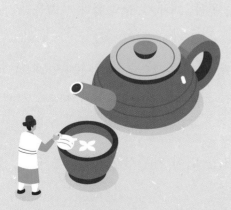

01

비염, 알레르기 3박자 치료법

여러분의 마음밭에 봄향기가 가득하길 빈다.

그런데 '춘래불사춘(春來不似春)'이라고 꽃피는 봄이 반갑지 않은 사람들이 있다.

맞다. 비염, 알레르기 환자다.

오늘은 비염, 알레르기를 싹 날려버리는 '3박자 완치법'을 알려드리겠다.

특히 알레르기성 비염은 어린이에게서는 콧물, 재채기, 코막힘과 가려움증이 주로 나타나는 코 안의 염증 질환이다.

코 증상과 더불어 눈물이 나거나 가려움증이 반복적으로 나타나는 알레르기성 결막염이 있는 경우가 흔하며, 자주 코를 만지고 씰룩거려서 콧등에 주름이 지거나 코피가 자주 난다.

또한 코의 혈관에 혈액순환이 잘 안 되어 눈 밑이 거무스름하게 되는 수도 있다. 이외에 찬 공기, 자극적인 냄새 등도 코 안을 자극하여 증상을 심하게 한다.

알레르기성 비염 어린이는 기관지 천식, 알레르기성 결막염, 아토피 피부염 등과 같은 다른 아토피 질환을 같이 가지고 있거나 순차적으로 나타나기도 한다.

알레르기성 비염은 치료를 받아도 잘 낫지 않고 증상이 감기와 비슷하기 때문에 '감기를 달고 사는 아이들'로 취급되는 경우도 많다.

또한 기온이 갑자기 바뀐다든지 먼지 등을 들이마셨을 때 재채기, 콧물 등의 증상이 나타나기 때문에 항상 감기에 걸려 있는 것으로 오해받는 일이 많다.

알레르기성 비염을 잘 일으키는 원인 물질인 집먼지진드기, 꽃가루, 동물의 털, 곰팡이 등이 코 안에 닿게 되면 코 점막 아래의 혈관이나 분비샘을 자극하여 콧물이 많이 나오게 되며, 신경반사로 코가 가렵고 재채기가 나온다. 뿐만 아니라 코 안의 점막이 부어서 코가 막히게 되는 것이다. 대개 이러한 증상은 자고 일어나서 아침에 심하고, 오후에는 약간 좋아지는 경향이 있다.

□ 비염의 종류와 증상

◆ 만성 비염
원인은 급성 비염이 오래 지속되다 보면 그 후유증으로 만성 비염이 되며 코감기 후유증, 면역력 저하 등이 나타난다.

노란 콧물과 맑은 콧물이 왔다 갔다 나오기도 하고 코막힘, 코에서 냄새가 동반되기도 한다. 두통이 오전에 심하다 오후엔 좀 덜하다. 이것이 합병증이 될 수 있는데 합병증으로는 중이염, 부비동염, 인후두염이 있을 수 있고 기억력 저하도 될 수 있으니 빨리 치료해야 한다.

◆ 알레르기성 비염

알레르기성 비염은 봄가을 환절기가 무섭다. 아이들 데리고 꽃구경 가기가 무섭다.

꽃가루, 곤충 분비물, 집먼지진드기, 동물 털, 음식물 등과 유전적 원인도 크다. 부모 한쪽이 알레르기 체질이면 자녀도 그럴 확률이 약 50퍼센트이고, 부모 모두면 자녀도 약 75% 정도 알레르기 체질이 된다. 그래서 치료하려면 체질개선부터 해야 된다.

알레르기성 비염은 발작적인 재채기, 맑은 콧물, 코막힘, 코 가려움증을 주된 증상으로 하는 만성 질환이다. 특히 알레르기 비염을 가진 어린이들은 흔히 수면 장애와 집중력 감소 및 학업성적 저하를 호소할 수 있고, 이로 인한 신체적·정신적 영향이 있을 수 있다. 따라서 성장기 어린이, 공부하는 학생들은 빨리 치료해 주어야 된다. 두뇌 발달과 키 성장에 큰 방해가 되기 때문이다.

◆ 혈관운동성 비염

평소엔 괜찮다가 꽃샘바람, 온도변화, 냄새 등에 대해 전혀 해로운 물질도 아닌데 비강점막이 저 혼자 과민 반응하는 것이다. 특이한 건 10~20대 청소년층에게 잘 나타난다. 유년기에서 사춘기까지 증상이 심해졌다가 성년이 되면서 증상이 완화되는 경우가 많지만, 증상이 완전히 사라지지 않고 질병, 면역력, 주변 환경의 변화에 따라 증상이 변화되기도 한다.

일반적인 먼지, 온도의 변화, 담배 연기, 매연, 화장품, 스트레스 및 침대, 이불, 베개, 담요 등의 먼지와 집먼지진드기 등이 유발 요소라고 할 수 있다. 증상으로는 심한 재채기, 코막힘, 콧물, 안면신경통, 편두통 등이 따라다닌다.

사실 비염을 근본적으로 치료하는 방법을 찾기는 어렵지만, 면역력을 증강시키는 것이 최우선이다. 한방에는 비염·알레르기를 치료하는 데 온폐지류탕, 천궁다조산, 신이청폐탕, 청조구폐탕 등 유명한 처방들이 있다.

오늘 알려드릴 '통규차'는 위의 방제들에서 주인공 약재들을 쏙쏙 뽑아 배합한 것이다.

□ 비염 치료에 좋은 약재별 효능

◆ 신이화

신이화라는 약재는 비염 치료의 요약이니 특별히 말할 게 없다. 무조건 좋다고 알고 있으라.

◆ 유근피

유근피는 코처럼 끈적이는 물질이 나온다고 별명이 '코나무'이다.

유근피를 끓이면 미끄러운 점액질이 나오는데 이것이 비강 점막을 촉촉하게 보습해 준다. 또한 비강 점막에 바이러스나 세균이 달라붙지 못하도록 방어막 역할을 한다. 따라서 비염, 알레르기, 축농증, 호흡기 질환, 천식,

소염 등에 효과적인 본초이다.

유근피에는 '피토스테롤'이라는 항산화 성분이 풍부해서 각종 알레르기 반응을 진정시키는 효과가 있다.

◆ 맥문동

맥문동은 폐음을 길러 폐를 촉촉하게 한다. 폐가 항상 촉촉해야 비염, 알레르기, 축농증 등에 안 걸린다.

맥문동에 함유된 사포닌 성분은 면역력을 향상시켜 주며, 기관지 점액을 원활하게 생성시키는 역할을 한다. 이로 인해 기관지가 촉촉해지면 가래, 기침 등이 완화될 수 있다. 목에 가래 낀 느낌이 들거나 기침약 복용을 고민할 정도로 기침이 심할 때는, 도라지와 함께 맥문동을 섭취하면 도움이 된다.

◆ 길경(도라지)

길경이 폐, 기관지, 호흡계의 요약(要藥)이라는 것은 너무나 잘 알고 있을 것이다.

길경은 폐에 작용하여 기침과 가래가 많고 숨이 찬 증상을 치료하며, 폐를 맑게 하고 답답한 가슴을 풀어주며, 배 속의 찬 기운을 풀어준다. 인후통, 감기에 따른 기침, 가래, 코막힘, 천식, 기관지 염증 등 기관지와 관련한 여러 증상에 효능이 있는 본초이다.

그러나 길경은 성질이 따뜻한 본초로서 과도하게 섭취하면 수분이 체외로 증발돼 입마름과 같은 부작용이 발생하기도 한다. 따라서 수분을 보충해 주는 역할을 하는 맥문동이나 배 등과 함께 섭취하는 것이 좋다.

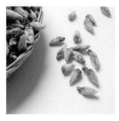
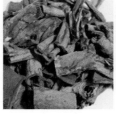
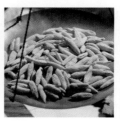
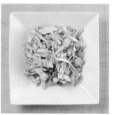

| 신이화 | 유근피 | 맥문동 | 길경(도라지) |

□ 비염, 알레르기 3박자 치료법

◆ 통규차(通竅茶)

1) 신이화 5g, 유근피 5g, 맥문동 4g, 길경 4g을 혼합한다.

2) 혼합한 약재에 물 3L를 넣고 약한 불로 2시간 끓여 1L 정도 되게한다.

3) 수시로 물처럼 충분히 마신다.

　* 3개월 이상 장복해도 된다.

　* 신이화는 버들강아지처럼 잔털이 있어서, 달일 때 거즈에 싸서 넣는
　　것이 좋다.

　* 개별 처방이 아니기 때문에 하던 치료나 약 복용을 중단하지 말고 통
　　규차를 함께 복용한다.

◆ 통규지압법

1) '영향혈'로 콧방울 양쪽 끝에서 1cm 떨어
진 곳과 '사백혈'로 눈동자 직선 아래 광
대뼈 튀어나온 곳을 양 검지손가락이나
압봉으로 20회씩 눌러준다.

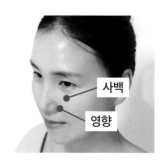

사백

영향

2) 귓불 전체를 잡아당겨 주고 비벼준다.

◆ **통규식초법**

1) 천연 사과식초 혹은 천연 감식초 15mL, 천연 꿀 2티스푼, 물 200mL를 희석한다.

2) 식사 중간에 밥 한 숟가락 먹을 때마다 식초 물을 한 숟가락씩 마신다.

지금까지 알려드린 모든 방법들을 5개월 정도 지속적으로 하기 바란다.

딸에게 꼭 먹여야 할 이 약초

딸에게 꼭 먹여야 할 이 약초! 그럼 엄마, 누나, 언니, 여동생, 이모, 고모가 먹으면 안 되나요?

딸뿐만 아니라 전신냉증, 수족냉증, 생리통, 부인과 질병으로 고생하는 다른 사람들도 꼭 아래 알려드리는 온보궁차(溫補宮茶)와 온보궁환(溫補宮丸)을 먹어보시라.

내가 초등학생 때인 어느 늦봄의 기억이다.

어머니께서 익모초, 약쑥, 계피 등을 큰 가마솥에다 푹 삶아 그 물로 조청을 만드셨다. 얼마나 쓰던지!

그렇게 만든 조청에다 무슨 약 가루를 넣더니 염소 똥만 하게 환을 만드시더니, 그걸 둘째언니에게 여름 내내 먹이셨다.

그리고 그해 가을에 둘째언니는 시집을 갔다. 나중에 안 사실이지만 둘째언니가 자궁냉증, 생리불순, 생리통이 심해서 시집가기 전에 먹이신 것이었다. 마늘까지 먹이셨으면 웅녀가 되는 건데….

옛날엔 생활환경이 열악하고 가난하니까 많은 여성들이 전신냉증, 자궁냉증, 산후병 등으로 평생을 고생했다. 그런데 현대 여성들은 어떤가?

특히 청소년이나 미혼 여성들은 대부분 멋 부리다가 냉증 질환을 얻게 된다. 한겨울에도 짧은 치마에 앙말은 도대체 왜 안 신는 건가? 여름엔 배꼽티, 민소매, 맨발, 에어컨 속에 산다. 그러니 각종 냉성 질환이 안 오겠는가?

이걸 방치하면 고질병이 된다. 평생 고생한다.

□ 여성들의 심각한 냉성 질환은?

◆ 생리통

생리통은 원발성과 속발성, 두 가지로 나눈다.

원발성은 청소년기에 생리통을 겪다 결혼해 임신, 분만을 거치면서 대부분 사라진다. 반면 속발성은 생리 초기에는 통증이 없거나 가벼운 통증이었지만 나중에 자궁근종, 자궁내막증, 난관염, 골반염 등 자궁 내 기질적 이상이 생긴다.

한방에서의 생리통 원인은 다음과 같다.

- 추운 환경에 신체가 지속적으로 노출되어 한기(寒氣)가 하체, 자궁, 생식계 등 체내에 정체되어 발생하는 경우
- 정신적, 심리적 스트레스로 인해 기혈(氣血)이 울체되어 소통이 안 되는 경우

- 습열(濕熱)이라고 말하는 염증성 질환에 의한 경우
- 비·위장의 소화기능이 약하거나 오랜 병 등으로 기혈(氣血)이 허약해진 경우
- 선천적으로 몸이 허약하거나 출산 등으로 정기(精氣)가 손상된 경우

◆ 생리불순

생리량, 색깔, 모양, 주기 등은 여성의 건강상태를 알 수 있는 척도이다.
생리불순은 자궁냉증, 기혈부족, 스트레스, 자궁어혈, 기혈순환장애 등이 원인이다. 이런 것을 오래 방치하게 되면 무월경, 불임 같은 심각한 질환이 생길 수 있다.

◆ 전신냉증, 수족냉증

전신냉증, 수족냉증인 여성들은 한여름에도 춥다. 겨울이 무서울 정도다. 처음엔 전신냉증, 수족냉증을 겪다가 심해지면 손발이 차다 못해 손끝이 저리고 설사, 변비, 대하, 월경불순, 허리통증, 생리통 등을 겪기도 한다.
선천적으로 신장, 방광, 생식계가 냉해서 그런 경우도 있지만 젊은 여성들은 대부분 몸을 차게 관리해서 그렇다. 신장에 냉기가 쌓이면서 체열을 조절하는 자율신경계중추, 온도조절중추가 제 기능을 잘 못하는 것이다.

◆ 자궁근종

원인은 자궁과 골반에 찬 기운이 뭉쳐 종괴로 발전한 경우, 골반 내에 염증과 부종을 동반한 경우, 조혈계통과 자궁난소 기능이 허약해진 경우, 만성적인 자궁과 난소의 기혈부족 등이다.

◆ 불임

불임의 원인은 남녀 모두 비슷한 비중을 차지하지만 그중 여성의 원인을 살펴보면 다음과 같다.

- 하복부와 자궁이 찬 경우
- 선천적 자궁 허약, 기혈순환 부족인 경우
- 어혈, 습담, 노폐물로 자궁내막 약화
- 과로와 스트레스로 기혈이 울체된 경우 등등

난소 기능 저하(decreased ovarian reserve), 배란 장애(ovulatory disorder), 난관 손상, 난관 주위 유착(tubal injury, blockage, or paratubal adhesions), 자궁경관 또는 면역학적 요인(cervical and immunologic factors), 자궁인자(uterine factors), 면역학적 이상(immunologic aberration), 감염(infection), 심한 전신적 질환(serious immunologic illnesses), 원인 불명(unexplained) 등이 이유도 있을 수 있다.

□ 한의학적 치료방법

내가 한의대를 가서 보니 옛날에 어머니께서 언니에게 해 먹이신 민간 처방이 어찌도 그리 현명한 처사였는지를 깨닫게 되었다.

위의 질환들을 치료하려면 가장 먼저 자궁을 따듯하게 만들고, 자궁 내 어혈을 제거한 다음 기혈보충, 혈액순환, 체열유지를 시키고, 정신적·심리적 스트레스를 확 풀어 울체된 오욕칠정을 조화롭게 해주어야 한다.

□ 여성 냉증에 좋은 본초

한방에서는 위의 질환들을 치료하는 대표적인 처방으로 온경탕, 계지복
령환 등이 있다. 이런 방제에 들어가는 주요 본초들로 차와 환을 한번 만들
어 보겠다.

◆ 온보궁차(溫補宮茶)

1) 익모초 6g, 애엽 6g, 계지 6g, 당귀 6g, 향부자 6g, 건강 2g을 혼합한다.

2) 혼합한 약재에 물 3L를 넣고 약한 불에 2시간 끓여 1L 정도 되게 한다.

3) 하루 동안 수시로 물처럼 충분히 마신다.

  * 3개월 이상 장복해도 된다.

◆ 온보궁환(溫補宮丸)

1) 익모초 600g, 애엽 600g, 계지 600g, 당귀 600g, 향부자 600g, 건강
   200g을 혼합하여 가루를 낸다.

2) 약재 가루에 찹쌀풀과 꿀을 적당히 혼합하여 복용하기 좋은 크기로
   환을 만든다.

3) 1일 3회, 1회 8g 정도씩 복용한다.

  * 3개월 정도 복용할 수 있는 양이다.

03

우리 아이 키 쑥쑥

키는 유전적인 영향이 크긴 하지만 후천적으로도 얼마든지 성장시킬 수 있다. 식습관, 운동, 지압 등 성장판에 자극을 주는 방법으로 10~15cm까지 더 키울 수 있다.

그런데 아이의 키 성장에는 골든타임이 존재한다. 골든타임은 개인차가 있기는 하지만 보통 남자아이는 만 16세, 여자아이는 만 14세 정도이다. 골든타임이 지나게 되면 아무리 좋은 방법으로 키를 키워주려 해도 효과적이지 않다.

성장판은 뼈가 자라서 키를 크게 하는 부위로 '골단연골'이라고도 부른다. 발목, 무릎, 골반, 손가락, 발가락, 손목, 팔꿈치, 어깨 등에 있으며 연골로 되어 있다.

성장판이 닫히기 전에 약물요법, 뜸요법, 추나요법, 지압요법 등을 사용해 뼈를 강화시키고, 기 혈액순환을 활발하게 해주어야 한다. 그래야 성장 호르몬 분비를 촉진시켜 효과를 볼 수 있다.

그럼 아이의 성장판을 자극해 키가 무럭무럭 자라도록 하는 지압법을 알려드리겠다. 가정에서 엄마 아빠가 쉽게 따라할 수 있는 간단 지압법이다.

□ 키 쑥쑥 지압혈

◆ 족삼리혈(足三里穴)

족삼리혈의 효능은 무릎연골 강화, 다리근육 강화, 위장기능 강화, 소화기능 강화 등으로 키 성장의 요혈이다.

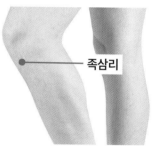

족삼리

옛말에 "먼 길을 떠나려거든 족삼리를 눌러라"라는 말이 있다.

위치는 무릎 뼈 바깥쪽 아래 오목한 곳에서 손가락 3개를 가로로 댄 만큼 아래로 내려간 곳이다.

지압방법은 양쪽 다리를 모두 압진기나 지압봉, 볼펜, 젓가락, 엄지손가락 등으로 강한 느낌이 들도록 3~5초간 50회 정도 지압을 해준다.

혹은 혈 자리에 압침을 붙이고 24시간 후에 새것으로 갈아 붙인다.

◆ 내슬안·외슬안혈(內膝眼穴.外膝眼穴)

효능은 무릎관절 강화, 연골 강화, 하지 튼튼 등으로 어린이 키 성장에 도움이 된다.

위치는 무릎 뼈 양측에 오목하게 들어
간 부분이다.

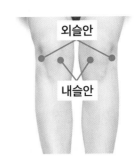

지압방법은 앉은 자세에서 무릎을 세
우고 양쪽 무릎 모두 압진기나 지압봉, 볼
펜, 젓가락, 엄지손가락 등으로 강한 느낌
이 들도록 3~5초간 50회 정도 지압을 해
준다. 혹은 혈 자리에 압침을 붙이고 24시간 후에 새것으로 갈아 붙인다.

◆ 위중혈(委中穴)

위중은 성장판 자극, 무릎 강화, 하체
강화로 키 성장에 도움이 된다. 다리 전체
의 스트레칭 효과를 주고 무릎 주변의 혈
액순환을 활발하게 한다.

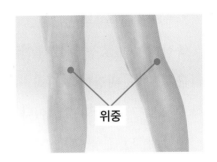

위치는 무릎 주름 뒤쪽의 중앙 부분으
로 오금이라고도 하는 부분이다.

지압방법은 양쪽 다리 모두 압진기나 지압봉, 볼펜, 젓가락, 엄지손가락
등으로 강한 느낌이 들도록 3~5초간 50회 정도 지압을 해준다. 혹은 혈 자
리에 압침을 붙이고 24시간 후에 새것으로 갈아 붙인다.

◆ 엄지발가락 가운데

발은 제2의 심장이라 한다. 엄지발가락 가운
데 도톰한 부위를 자극해 주면 뇌하수체 자극
으로 성장호르몬 분비가 촉진되어 키 쑥쑥에
도움이 된다.

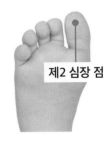

지압방법은 양쪽 발가락 모두 압진기나 지압봉, 볼펜, 젓가락, 엄지손가락 등으로 강한 느낌이 들도록 3~5초간 50회 정도 지압을 해준다.

혹은 혈 자리에 압침을 붙이고 24시간 후에 새것으로 갈아 붙인다.

인터넷에서 톨스툴이라고 발가락 골무처럼 생긴 것을 팔던데 이것도 효과가 좋을 듯하다.

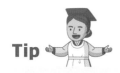

Tip

키는 만들어 가는 것이다. 우리 아이 키 성장에 도움이 되는 노하우를 알려드리겠다.

① 충분한 수면 취하기

키는 자는 동안에 가장 많이 큰다.

성장호르몬은 깊은 숙면일 때 잘 분비되며, 특히 밤 10시~새벽 2시 사이에 가장 많이 분비된다. 하루 평균 8시간 이상 푹 재워야 무럭무럭 자랄 수 있다.

② 충분한 영양섭취

고르고 올바른 영양섭취가 제일 중요하다.

뼈째 먹는 생선인 등 푸른 식품, 양질의 유제품, 해조류 등 칼슘이 풍부한 식품을 먹게 하는 것이 좋다.

반면 탄산음료, 인스턴트식품, 당분이 함유된 음료 등은 피하라. 인스턴트식품은 칼슘을 체외로 빠져나가게 하고, 피하지방을 만들어 비만을 부른다. 비만은 여성호르몬 분비를 높여 키 성장을 방해한다.

③ 만성 질환 치료

비염, 아토피, 천식, 잔병치레 등이 성장부진의 원인이 된다.

몸에 이상이 생기면 성장에 써야 할 에너지를 몸에 일어난 문제를 해결하는 데 먼저 써버리기 때문이다.

④ 충분한 신체적 놀이

골반 부위와 성장판 자극을 위해 농구, 배구, 축구, 철봉 매달리기, 수영 등으로 충분히 뛰어놀게 한다.

하지만 피곤할 정도로 놀게 하면 안 된다. 피곤할 때 분비되는 카테콜아민이 오히려 성장호르몬을 방해하기 때문이다.

⑤ 비만 예방하기

소아 비만은 키 성장에 방해가 된다.

성장에너지가 아이 몸에 쌓인 지방을 태우느라 키 성장에 쓰일 에너지가 부족해진다.

⑥ 스트레스 해소

과중한 스트레스는 코티솔을 분비해 성장호르몬의 분비를 방해한다.

우리 아이 기억력 쑥쑥

『동의보감』에서는 총명탕과 장원환이 기억력을 증진시키는 효과가 있다고 했다.

'총명탕'이란 말 그대로 머리를 맑고 총명하게 해주는 약이란 뜻이다. '장원환'이란 이름 그대로 장원급제하도록 하는 환이란 뜻이다.

특히 총명탕은 과거시험을 보러 가던 선비들이 많이 먹었던 처방이다. 『동의보감』에 "총명탕을 오래 복용하면 건망증을 치료하고 하루에 천 마디를 외울 수 있다"라고 했을 정도로 학습 능력 향상에 우수한 처방이다.

그럼 총명탕의 구체적인 효능은 무엇일까?

◆ 집중력 강화 및 기억력 증진

두뇌의 혈액순환 양을 원활하게 해주어 뇌 기능을 활성화시키고 집중력 향상 및 기억력을 강화시키는 데 도움을 준다.

두뇌에 뇌척수액과 골수가 잘 공급되면 사람의 뇌는 아주 맑아지고 기억력이 좋아지게 된다. 하지만 여러 가지 원인으로 두뇌로 뇌척수액과 골수가 제대로 공급이 안 되면 집중력이 떨어지게 되고 암기력 또한 떨어지게 된다.

◆ 면역력 증강 및 체력 강화

선천적으로 체력이 약하거나 학습 등에 의해 체력이 저하되면 두통, 어지럼증, 어깨와 목의 통증, 소화불량, 배변이상, 월경불순 등 다양한 증상이 나타날 수 있다.

이때에 부족한 기혈을 보충시켜 저하된 체력 강화, 면역력 증강, 피로 회복에 도움을 준다.

◆ 정신적 안정 및 스트레스 해소

과도한 학습 환경에 노출되어 있는 학생들은 정신적으로는 불안, 초조, 긴장, 가슴 답답함, 두근거림, 짜증, 신경질, 우울감, 무기력감 등을 겪게 된다. 이때 몸과 마음을 안정시켜 심신의 불안을 해소시킨다.

『동의보감』에 의하면 건망증은 심장에 혈액이 부족하거나 잡다한 생각을 많이 하여 비·위장 소화기 계통이 쇠약해졌을 때 심해진다고 한다.

우리 아이의 집중력을 높이고 기억력을 향상시키는 것도 중요하지만 체력까지 증진시켜 주어야 건강한 아이가 된다. 그러려면 식적, 담음, 어혈과 같은 노폐물을 같이 제거해 주어야 한다.

그럼 총명탕을 바탕으로 하여 체력을 증진시키고, 흥분된 신경을 가라앉혀 예민함을 줄여주고, 집중력과 기억력을 좋게 해주고, 위장도 튼튼하게 도와주는 '가미총명차'를 만들어 보겠다.

□ 가미총명차(加味聰明茶) 약재별 효능

◆ 원지

원지는 이름 그대로 정신, 의지, 뜻을 주관하는 작용을 하는 요약이다.

한방에서는 영심안신(寧心安神), 거담개규(去痰開竅) 한다고 본다. 즉 심신안정, 진정작용, 체내 막혀 있는 기혈을 풀어주고, 말초순환 촉진을 한다.

◆ 백복신

약성이 심장, 비장, 신장에 작용하며 비장 튼튼, 탁습 배출, 정신 안정, 숙면 유도 등의 효능이 있다.

백복신은 소나무 뿌리에서 자라는 버섯이다. 따라서 웅장한 소나무의 진액과 기를 먹고 자라므로 심신을 안정시키고, 기억력을 증강시킨다.

◆ 석창포

약성이 따듯하고 심장과 위장에 작용하여, 체내에 쌓이고 막혀 있는 담을 풀어주고, 기혈 순환을 돕는다.

따라서 뇌로 올라가는 에너지 순환을 도와 정신을 맑게 하고 마음을 안정시킨다.

◆ 인삼

인삼은 대보원기의 요약이다. 따라서 원기를 보하고, 신체허약, 권태, 피로, 식욕부진에 효과가 있으며 폐 기능을 도우며 진액을 생성하고 안신작용 및 신기능을 높여준다.

약리작용은 대뇌피질 흥분 억제, 평형, 항피로, 면역증강, 심장기능 강화,

단백질합성 촉진, 항상성 유지, 항암, 해독작용 등이 보고되었다.

◆ 백출

한의학에서 백출은 건비익기(健脾益氣), 즉 위장과 비장을 튼튼히 해주는 요약이다.

위장관 계통에 대하여 양방향 조절작용, 위장과 소장의 유동운동을 촉진할 수 있다.

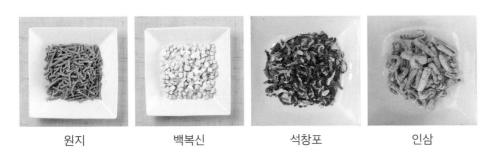

원지   백복신   석창포   인삼

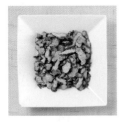

백출

□ 가미총명차 복용방법

◆ 가미총명차(加味聰明茶)

1) 원지 4g, 석창포 4g, 백복신 4g, 인삼 2g, 백출 4g을 혼합한다.

2) 혼합한 약재에 물 3L를 넣고 약한 불에 2시간 끓여 1L 정도 되게 한다.

3) 하루 동안 수시로 물처럼 충분히 마신다.

　* 3개월 이상 장복해도 된다.

◆ 가미총명환(加味聰明丸)

1) 원지 400g, 석창포 400g, 백복신 400g, 인삼 200g, 백출 400g을 혼합하여 가루 낸다.

2) 약재 가루에 찹쌀풀과 꿀을 적당히 혼합하여 복용하기 좋은 크기로 환을 만든다.

3) 1일 3회, 1회 4g 정도씩 복용한다.

　* 3개월 정도 복용할 수 있는 양이다.

Tip

- 수험생들 기억력 증진을 위해서는 아침밥을 꼭 먹어야 한다. 오전에 뇌가 필요한 포도당을 제때 공급받아야 기억력이 좋아진다.
- 음식을 골고루 먹어야 한다. 불포화 지방산은 뇌세포의 주요 구성물이고, 칼슘은 뇌세포의 이상 흥분을 진정시키며 정신을 집중시키게 만드는 물질이고, 단백질은 뇌 흥분을 지배하는 중요한 물질이고, 당분은 뇌 활동의 에너지원이고, 비타민 C는 세포조직을 견고하게 만들고 지능지수를 향상시키는 물질이다.

우리 아이 면역력 쑥쑥

시중에 어린이나 청소년의 면역력을 증강시킨다는 식품이나, 건강 기능 식품들이 홍수를 이룬다. 여러분은 이런 제품을 얼마나 믿고 있는가? 효과를 본 적은 있는가?

거의 효과 없다고 보면 된다. 효과만 없어도 다행인데 오히려 안 먹이는 것이 더 좋다. 그 예로 꽤나 유명한 모 기업의 홍삼제품의 원료 함량을 살펴보자.

홍삼 함량은 0.5%, 많아봐야 1.5%이고, 나머지는 시럽, 올리고당, 합성색소, 합성향료, 정제수 등이 99%를 차지한다.

우리의 소중한 자녀에게 이런 엉터리 식품은 먹이지 말자. 이보다는 면역력 높이는 차를 직접 만들어 먹여보자. 전혀 어렵지 않다.

요즘 신종 코로나-19로 우리 자녀들 방콕에 근심 걱정이 많을 것이다. 이럴 때일수록 면역력을 높일 수 있는 방법에 대해 궁금해하는 사람들도 많을 것이다.

어린이들의 면역력은 꼭 코로나-19가 아니더라도 신체발달, 두뇌발달, 질병예방에 필수이다.

□ 사랑하는 우리 자녀들의 면역력이 약해지면 걸리기 쉬운 질병은

◆ 호흡계 질환

호흡계 질환으로 감기, 유행성 바이러스 질환, 폐 질환, 기관지 질환에 가장 취약하다.

◆ 알레르기 질환

어린이 청소년의 고질병인 비염, 아토피, 피부 질환, 헤르페스, 한포진 등이 모두 면역력 저하에서 오는 질환들이다.

◆ 소화계 질환

면역력이 약하면 특히 배탈, 설사, 장염 등에 잘 걸린다. 장내 미생물이 유해균으로 변해 위장 및 대장 점막을 손상시키기 때문이다.

◆ 두뇌 비활성화

면역력은 체내의 활성산소를 제거하고 이겨낼 수 있게 도와주는 힘이다.

면역력이 저하되면 면역력을 담당하는 백혈구도 함께 저하된다.

뇌로 공급되는 혈액이 건강하고 혈행이 원활해야 기억력이 증강되고, 숙면을 취하게 된다.

□ 면역력 높이는 방법

◆ 체온 높여주기

면역력을 높이기 위해서는 체온을 잘 관리해 주어야 한다.

정상 체온에서 1도만 낮아져도 각종 유해물질과 바이러스부터 저항할 수 있는 힘인 면역력은 떨어지기 마련이다.

신뢰성 있는 여러 연구 결과를 보면 체온이 1도가 떨어지게 되면 면역력은 30%가량 떨어진다고 한다. 반면에 1도가 높아지면 면역력은 50%나 증가하여, 체내 혈액순환을 도와 세포활동을 촉진시키고 신진대사를 활발하게 한다.

◆ 고른 영양섭취

고른 영양섭취는 면역력을 증강시키는 데 매우 중요하다.

• 칼슘 : 뼈의 생성과 유지, 근육의 수축과 이완, 신경자극 전달, 혈액응고, 신진대사에 관여한다.

• 마그네슘 : 뼈의 대사에 꼭 필요하고, 아미노산 활성화 및 단백질 합성에 필요하며, 에너지인 ATP 합성에 필요하다.

• 아연 : 인슐린 대사, 호르몬 활성화, 면역기능, 영양소의 합성, 세포막 안정, 핵산의 합성 등에 관여한다.

• 비타민 D : 칼슘과 인을 조절하고, 칼슘의 흡수를 도와 뼈의 성장을 돕고 튼튼하게 만들어주는 역할을 한다.

◆ 햇볕 충분하게 쐬기

비타민 D를 신경 써야 한다. 비타민 D는 림프구의 증식을 돕고 활성화시켜 주는 데 기여하는 영양소이기 때문에, 부족할 경우 면역력 문제에 시달릴 수 있다.

겨울철에는 외출하는 시간이 많지 않아 햇볕을 쬘 기회가 적어지기 때문에 비타민 D를 합성하기 어려워지니 보충제로라도 섭취해 주는 게 좋다. 햇볕을 직접 쬐는 게 아니라 유리창을 거쳐서 쬐는 건 비타민 D 합성에 영향을 주지 않으니 참고 바란다.

◆ 면역력 증강차 마시기

면역력 증강차는 성장기 어린이, 청소년들에게 면역력을 증진시켜 몸과 마음 성장의 밑거름이 된다.

면역력 증강에 중요한 체온조절, 원기강화, 위장강화에 효능을 하는 면역력 쑥쑥 차를 만들어 먹이자. 어렵지 않다.

□ 면역력 증강차 만들기

◆ 면역력 쑥쑥차

1) 건강 2g, 대추 6g, 맥문동 3g, 인삼 3g, 백출 4g을 혼합한다.
2) 혼합한 약재를 물 2L에 넣고 약한 불에서 1시간 끓여 800mL 정도 되게 한다.
3) 하루 동안 수시로 물처럼 충분히 마시게 한다.
   * 3개월 이상 장복해도 된다.

◆ 면역력 쑥쑥환

1) 건강 200g, 대추 600g, 맥문동 300g, 인삼 300g, 백출 400g을 혼합하여
   가루 낸다.
2) 약재 가루에 찹쌀풀과 꿀을 적당히 혼합하여 복용하기 좋은 크기로
   환을 만든다.
3) 1일 3회, 1회 4g 정도씩 복용한다.

우리 아이 스트레스 확 풀어주는 '마음평안차'

북한의 김정은이 남한으로 쳐들어오지 못하는 이유가 "우리나라 중3 청소년이 무서워서"라는 우스갯소리가 있다.

청소년기는 감정 기복이 심하고 정서가 불안정하며 충동적이다. 감정조절 및 정서적 조절을 하는 전두엽은 아직 미발달된 상태로 정서조절에서 어려움을 겪는 시기라 그렇다.

급속한 신체 변화로 인해 자신의 신체 외모가 낯설어 빠른 적응이 잘 안된다. 또한 성호르몬의 변화로 성적 충동과 성적인 관심이 증가한다. 뿐만 아니라 부모에게 의존하고자 하는 마음과 독립하고자 하는 욕구를 동시에 갖고 있어 자율성에 혼란이 온다.

정체감 위기로 좌절과 갈등을 경험하는 등 기성세대의 권위에 반항하는 성향도 있다.

어린이·청소년에게 좋은 약초

거기에 학업성적에 대한 과중한 압력, 부모의 기대와 요구, 새로운 문화 형태의 다양한 정보 등 여러 가지 심리사회적 압력 때문에 다른 어떤 시기보다 스트레스가 많다.

스트레스는 태어날 때부터 전 생애에 걸쳐 항상 존재한다. 어떻게 받아들이느냐에 따라 삶에 부정적인 영향을 줄 수도 있고 긍정적인 영향을 줄 수도 있다.

스트레스를 극복하지 못하면 심리적 불안감, 우울증 등을 경험하고, 심한 경우 폭력이나 비행 등 극단적인 행동을 유발하게 된다.

신뢰성 있는 연구기관에서 조사한 청소년기의 스트레스 원인을 살펴보면 본인의 외모, 성격, 가족문제, 학업, 친구관계 등 다양한 영향에 의한 것임을 알 수 있다.

<청소년기 스트레스 원인>

분류	내용
자신 관련	키, 몸무게, 용모, 질병, 장애, 허약 체질, 자신감 부족, 내성적 성격, 외향적 성격, 진로 문제 등
가족 관련	편애, 무관심, 지나친 간섭, 부모님의 불화, 형제자매 간의 열등감, 대화 부족, 용돈, 집안 형편 등
학업 관련	시험, 성적, 숙제 부담, 선생님의 편애, 무관심 등
친구 관련	친구와의 다툼, 무관심, 따돌림, 폭력, 위협, 이성 교제 문제 등

□ 자녀 스트레스 검사

청소년기는 스트레스가 많은 시기다. 뇌의 발달이 진행 중인 시기로 감정적, 정서적 조절기능이 미숙한 행동을 할 수도 있다. 이런 시기에 외모, 학업, 교우관계, 부모와의 관계, 빠르게 변화되는 문화 속에서 다양한 고민과 갈등을 경험하게 된다.

따라서 부모는 우리 아이가 실제로 스트레스 지수가 얼마나 심각한지 전문가를 찾아 심층적으로 평가해 볼 필요가 있다.

◆ 종합임상심리검사

종합임상심리검사는 임상적으로 널리 사용되는 방법이다. 청소년들의 뇌 발달 및 스트레스를 평가하기 위해서는 지능, 성격, 정서 상태, 대인 관계의 특성 등을 알아본다.

이들 각 영역을 평가하는 질문지와 임상심리사와의 1:1 면접을 통한 객관적 면접검사를 시행한다.

◆ 부모 설문조사

부모는 아이들에게 가장 중요하고 밀접한 관계다. 부모의 성격, 특성, 양부모의 관계, 부모와 자녀와의 관계 등 다면적 인성검사를 통해 파악한다.

이를 통해 각 부모가 아이를 잘 도와줄 수 있는 부분이 무엇인지, 그리고 청소년과 갈등이 쉽게 생길 수 있는 부분은 어떤 것인지에 대해서 알아본다.

◆ 직접적인 스트레스 평가

각 청소년의 개별적인 스트레스에 대해서 알아보기 위해 청소년 개별 전문의 상담을 진행한다. 정형화된 검사에서는 파악할 수 없는 청소년의 심리상태를 파악한다.

한방에서는 스트레스를 너무 참으면 화병이 되고, 참지 못하고 지나치게 표출하면 분노조절 장애로 본다. 화병도 문제이고 분노조절 장애도 문제가 된다. 모두 어린이·청소년에게도 많이 나타나는 질환이다.

가슴속에 분한 감정, 억울한 감정, 분노의 감정 등이 쌓이게 되면 병적인 행동으로 분노조절 장애, 폭력적 행동을 보이게 된다. 반대로 이를 해소하지 못하면 화병으로 적대적·폐쇄적 행동을 보이게 된다. 이런 상태를 오래 방치하게 되면 뇌신경 장애로 발전하게 된다.

한방에서는 이러한 질병을 치료하기 위해서 간과 신장에 울체된 기운을 풀어주어 안정된 심리상태를 만들어 주고, 분노조절 능력을 강화시키며, 주의력과 인내력을 증강시켜 준다.

□ 스트레스 해소에 좋은 차

◆ 마음평안차

1) 목향 2g, 향부자 6g, 사인 6g, 복령 6g, 감초 2g을 혼합한다.
2) 혼합한 약재에 물 2L를 넣고 약한 불에 1시간 끓여 800mL 정도 되게 한다.
3) 하루 동안 수시로 물처럼 충분히 마시게 한다.
   * 3개월 이상 장복해도 된다.

◆ 마음평안환

1) 목향 200g, 향부자 600g, 사인 600g, 복령 600g, 감초 200g을 혼합하여 가루 낸다.

2) 약재 가루에 찹쌀풀과 꿀을 적당히 혼합하여 복용하기 좋은 크기로 환을 만든다.

3) 1일 3회, 1회 4g 정도씩 따듯한 물로 복용한다.

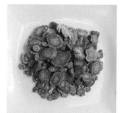
목향

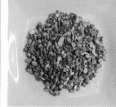
향부자

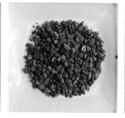
사인

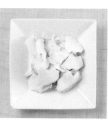
복령

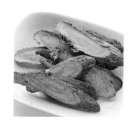
감초

우리 아이 위장 튼튼 '건위차'

한창 성장하는 어린이·청소년들이 소화불량, 설사, 만성변비 등으로 고생하고 있다. 하지만 대부분 심각하게 생각하지 않는다. 안 된다. 그대로 방치하게 되면 2차적인 질환으로 발전할 수 있으며 키 성장, 두뇌 성장, 성격 형성 등에 부정적 영향을 미칠 수 있다.

성장기 청소년들은 성인에 비해 소화기관이 미성숙한 상태로 망가지기도 쉬울뿐더러, 10대 청소년 위염 환자 증가는 전체 위염 환자 증가율보다 두 배 이상 높은 수치를 나타내고 있다. '어린아이들이 무슨 위장질환을 앓겠어?' 하고 방치하면 절대 안 된다. 만성적인 위장 질환을 가질 수 있기 때문이다.

□ 어린이·청소년 위장질환 유발원인

◆ 아침식사 거르기

2019년 통계청과 여성가족부가 발표한 통계자료에 의하면 우리나라 청소년들의 50% 정도가 아침식사를 거른다고 한다. 이처럼 바람직하지 못한 식습관은 위장기능을 저하시킬 뿐 아니라 영양 불균형까지 초래한다.

아침식사를 거르는 것 이외에도 짜고 매운 식품도 문제다. 맵고 짠 음식은 위 점막을 손상시키고 위산 분비를 늘리며 소화불량을 유발할 수 있다.

또한 아침에 간단히 우유 한 잔 마시고 등교를 하게 되는데, 한국인은 우유 속 유당을 분해하는 효소가 없는 사람이 90% 이상 된다. 공복에 우유를 먹는 것은 오히려 위장 장애의 원인이 될 수 있다.

◆ 스트레스

한방 의학용어로 '사측기결(思側氣結)'이라는 말이 있다. 이 말은 생각이나 걱정이 많으면 기운이 울체가 되어 위장 근육이 경직되어서 심하부에 통증과 더부룩한 증상을 유발한다는 뜻이다. 간위불화형 위장질환, 소화불량, 위산과다, 속쓰림, 옆구리 통증, 입 냄새, 미열, 편두통, 복부팽만, 배꼽 위 열감, 속 더부룩함, 갑자기 숨 쉬기 불편함 등을 호소한다.

우리 자녀들은 우리가 생각하는 것보다 훨씬 더 심각한 스트레스를 겪고 있다. 성적에 대한 과도한 스트레스, 주어진 시간 내 집중하여 공부해야 하는 긴장된 상태, 가족관계 갈등, 친구관계 갈등 등으로 인해서 청소년들의 사측기결(思側氣結)에 의한 위장질환 환자가 크게 증가하고 있다.

의학적으로 뇌하고 위는 미주신경으로 연결돼 있고, 뇌에서 분비되는 각종 호르몬이 위에 영향을 미친다. 그래서 위는 감정이나 정서의 영향을 많이 받는다. 따라서 스트레스, 긴장과 같은 자극이 자율신경계를 자극하면 위의 운동이 방해를 받아 소화불량 증상이 나타난다.

◆ 다이어트

청소년은 대중 매체의 영향을 가장 많이 받는 세대이다. 마른 몸매가 정상적이고, 뚱뚱한 체형은 부정적이라는 대중매체를 통한 사회적 분위기는 청소년이 과도한 다이어트를 시도하도록 만들고 있다.

청소년의 과도한 다이어트는 위장병을 유발할 뿐 아니라 빈혈, 무력감, 우울증, 골다공증, 성장부진, 생리불순 등의 부작용이 따른다. 식약처가 발표한 자료에 다이어트 부작용 중 소화불량이 42.9%로 1위를 차지했다.

◆ 운동부족

하루 긴 시간을 책상에 앉아 공부하는 학생들은 운동량이 턱없이 부족해진다. 따라서 위장 연동운동, 대장 연동운동도 부족하게 되어 위·대장의 근육이 약해진다.

위장의 연동운동 부족으로 소화가 덜 된 음식물을 소장과 대장으로 보내게 되면 영양 불균형과 과민성 대장증후군이 되기 쉽다.

사랑하는 자녀들의 건강을 지켜주려면 무엇보다도 위장을 건강하게 만들어 주는 것이 제일 중요하다.

한방에서는 위장이 따듯해지고, 활발한 연동운동을 하며, 충분한 소화액을 생성할 수 있도록 도와주는 방제로 보중익기탕, 평위산, 이중탕, 육군자탕 등을 처방한다.

위의 방제들에 단골로 들어가는 약재로 '건위차'를 만들어 보겠다.

□ 위장건강에 좋은 약재별 효능

◆ 백출

백출은 허약한 비·위장을 건강하게 하고 위장기력, 식욕증진, 탁습제거, 위장을 따뜻하게 하는 데 요약이다.

◆ 후박

비·위장의 기혈을 순환시키고 위장 적체, 식체를 풀어주는 데 요약이다. 체기제거, 탁습제거, 소화력증강, 속 메슥거림 등을 치료한다.

◆ 산사

식체, 식적, 헛배 부름, 속 메슥거림을 치료한다. 특히 육류 소화에 큰 도움을 준다.

◆ 맥아

맥아는 식혜 만들 때 사용하는 보리질금이다. 소화불량, 오래된 식적, 식체, 식욕부진을 치료한다.

◆ 건강

건강은 생강 말린 것으로 비·위장을 따뜻하게 하고, 양기를 길러 연동운동을 활발하게 하고, 담즙 분비를 원활하게 해서 위를 건강하게 하고, 체온을 조절해 준다.

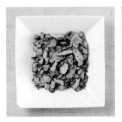
백출

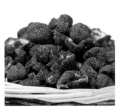
후박

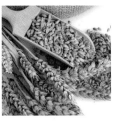
산사

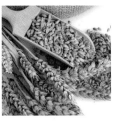
맥아

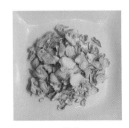
건강

□ 복용방법

◆ 건위차(健胃茶)

1) 백출 6g, 후박 2g, 산사 6g, 맥아 6g, 건강 2g을 혼합한다.

2) 혼합한 약재를 물 2L에 넣고 약한 불에 1시간 끓여 800mL 정도 되게 한다.

3) 하루 동안 수시로 물처럼 충분히 마시게 한다.

　　* 위의 양은 하루 분이며, 일주일 분을 끓여 냉장고에 보관해 복용해도 된다.

◆ 건위환(健胃丸)

1) 백출 600g, 후박 200g, 산사 600g, 맥아 600g, 건강 200g을 혼합하여 가

루 낸다.

2) 약재 가루에 찹쌀풀과 꿀을 적당히 혼합하여 복용하기 좋은 크기로 환을 만든다.

3) 1일 3회, 1회 4g 정도씩 따듯한 물로 복용한다.

아이들 쥐 났을 때 5초 안에 푸는 방법

아이들과 청소년들은 많이 뛰어놀기 때문에 활동량이 많아 쥐가 잘 난다. 자다가 갑자기 쥐가 났을 때 5초만 눌러도 바로 풀리는 혈 자리를 소개하겠다.

아이들이 자다가 갑자기 쥐가 나는 것을 경험해 봤을 것이다. 심할 땐 통증이 다음날까지도 간다.

도대체 쥐는 왜 나는 것일까?

쉽게 설명하자면 인체에 무엇인가가 공급이 안 되어 근육이 화가 난 것이다. 그것은 무엇일까?

◆ 피로물질 축적

근육에 피로물질인 젖산이 쌓이면 기혈순환을 방해해서 쥐가 난다.

축구경기를 보다 보면 운동선수가 갑자기 다리에 쥐가 나서 쓰러지는 것을 본 적 있을 것이다. 아이들이 많이 걸었거나, 활동량이 많거나, 피곤한 날 쥐가 잘 난다.

◆ 전해질 부족

운동으로 땀을 지나치게 많이 흘려 체내 수분이 급격히 빠져나가게 되면, 체내에 마그네슘과 칼슘 등 전해질이 부족해져서 쥐가 난다.

◆ 혈액순환 장애

아이들의 근육은 성장과정에 있기 때문에 근육이 필요로 하는 물질과 혈액량이 부족하게 되면서 쥐가 나게 된다. 특히 수면 중에는 혈액순환 작용이 더 떨어진다. 자다가 쥐가 잘 나는 이유가 바로 이 때문이다.

□ 지압방법

자, 그럼 쥐 좀 빨리 잡아보자. 갑자기 쥐가 나거든 아래 방법 중 하나를 선택하여 빨리 처치해 주자.

◆ 양릉천혈(陽陵泉穴)

양릉천혈은 종아리 바깥 옆 부분에 있다. 종아리를 제2의 심장이라고도 하는데, 심장을 보조해서 혈액순환을 돕는 역할을 한다. 양릉천혈은 족소양 담경으로 근육 뭉침, 경련으로 인한 통증을 풀어주는 요혈이다.

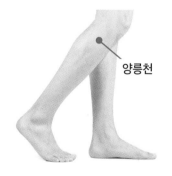

양릉천

위치는 다리 바깥쪽 종아리뼈 머리 부위 아래 오목한 부분이다.

지압방법은 양쪽 다리를 모두 엄지손가락, 압봉, 볼펜 등으로 아주 세게 1초에 1회씩 5초간 5회 지압한다.

◆ 중도혈(中都穴)

중도혈 역시 종아리에 있다. 중도혈은 복직근의 긴장을 풀어주고

혈액순환을 촉진시켜 쥐를 풀어준다.

위치는 다리 안쪽 복숭아뼈와 무릎뼈의 중간 지점 움푹 파인 곳이다.

지압방법은 엄지손가락, 압봉, 볼펜 등으로 아주 세게 1초에 1회씩 5초간 5회 지압한다.

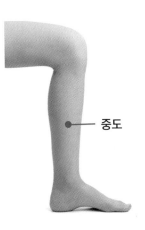

중도

◆ 용천혈(湧泉穴)

용천혈은 혈액이 심장으로 빠르게 돌 수 있도록 돕고, 샘물이 솟듯이 힘이 샘솟는 혈로 기혈순환을 빠르게 회복시킨다.

위치는 발바닥을 3등분하여 발가락 쪽으로 2/3 지점 가운데 함몰된 곳이다.

지압방법은 엄지손가락, 압봉, 볼펜 등으로 아주 세게 1초에 1회씩 5초간 5회 지압한다.

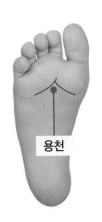

용천

◆ 승산혈(承山穴)

승산혈은 근육경련, 근육통증을 풀어주는 혈이다.

위치는 다리를 쭉 폈을 때 종아리 뒤쪽 흔히 알통이라고 하는 곳 아래로, 장딴지근 아래 들 입(入) 자 모양으로 갈라지는 곳이다.

지압방법은 엄지손가락, 압봉, 볼펜 등으로 아주 세게 1초에 1회씩 5초간 5회 지압한다.

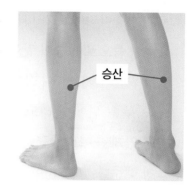

승산

◆ 어제혈(漁際穴)

어제혈은 쥐가 났을 때보다 미리 예방하는 효과가 크다. 아이가 활동이 많거나 피곤한 날 어제혈을 지압해 주면 쥐 나는 것을 예방한다.

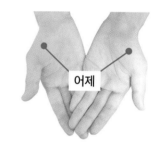

어제

위치는 엄지손가락 첫마디와 손목 중간 지점 도톰하게 올라온 가운데이다.

이곳을 평상시에 수시로 문질러 주면 쥐 나는 것을 예방할 수 있다.

□ 스트레칭 방법

• 종아리에 쥐가 났다면 다리를 힘 있게 쭉 뻗고 발끝을 몸 쪽으로 당긴 다음 상체를 앞으로 숙인다. 종아리가 쭉 늘어나면서 스트레칭이 된다.

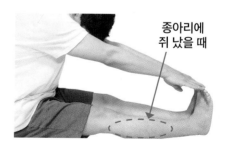

종아리에 쥐 났을 때

• 한쪽 종아리에 쥐가 나면서 엉덩이 쪽으로 통증이 같이 있을 경우엔 쥐가 난 다리를 다른 쪽 무릎 위에 올리고 상체를 힘 있게 숙여 이상근을 스트레칭 해준다.

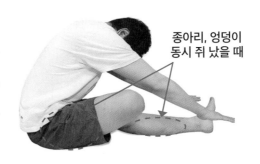

종아리, 엉덩이 동시 쥐 났을 때

• 발바닥에 쥐가 났을 때는 발가락을 발등 쪽으로 세우고 손으로 힘껏 잡아당겨 준다.

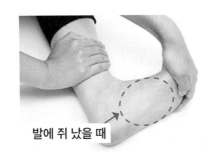

발에 쥐 났을 때

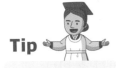

Tip

- 아이가 땀을 많이 흘리거나 활동이 많은 날에는 물을 충분히 마시도록 하거나, 따뜻한 물에 족욕을 해주는 것이 좋다.

제4장

기관지질환, 호흡기질환, 천식 예방 '청숨차'

많은 소아 환자의 부모들은 이런 말을 한다.

"우리 아이가 면역력이 약해서 감기에 자주 걸려요."

물론 면역력이 약하면 감기에 잘 걸리지만 아이들은 성인에 비해 호흡기관(외비(外鼻)·비강(鼻腔)·인두(咽頭)·기관지(氣管支)·폐(肺)) 발달이 완성되지 않아 바이러스나 세균에 잘 노출된다.

2~9세까지는 호흡기관이 발달되어 가는 과정으로 인후 부위가 좁고 길며, 기도 점막이 연하며, 기도의 점액선 밀도는 높고, 폐포 면적이 작고, 혈관이 풍부하여 바이러스나 세균에 감염되기 쉽다.

특히 호흡기 계통은 다른 신체 부위보다 발육 속도가 늦어서 출생 후에도 상당 기간 동안 미성숙 상태이다. 따라서 호흡기의 기본 기능은 물론 면역 기능도 많이 떨어져 염증이나 이물질에 감염되기 쉽다.

2018년 건강보험심사평가원의 발표자료에 의하면 외래진료를 온 어린이를 분석한 결과 가장 많은 질환은 급성 기관지염으로 1위였으며, 10위권까지를 보면 급성 기관지염을 비롯해 급성 편도염, 급성 부비동염, 급성 상기도염 등 호흡기 질환이 6개나 포함돼 있다.

소중한 우리 아이에게 면역력 증강 못지않게 호흡기계를 강화시켜 주어야 하는 것은 부모의 의무이다. 그럼 호흡기계 질병과 예방 방법을 알아보도록 하겠다.

◆ 급성 기관지염

병·의원 어린이 외래진료 환자 중 '급성 기관지염'이 1위이다.

급성 기관지염(acute bronchitis)은 소아·사춘기 연령에서 흔하며, 흔히 비인두염과 같은 상기도 감염 및 인플루엔자, 백일해, 홍역, 장티푸스, 디프테리아, 성홍열 감염과 함께 온다. 급성 기관지염 예방을 위해서도 호흡기계 및 기관지 기능 강화는 매우 중요하다.

◆ 폐렴

폐렴은 바이러스, 세균, 곰팡이, 이물질, 알레르기 등이 주원인이 된다.

주로 사람 간의 신체 접촉이나 기침할 때 나오는 비말에 의해 전염된다.

많은 전문가들은 폐렴을 예방할 수 있는 특별한 방법은 없다고 말한다. 평상시 면역력 관리와 호흡계 기능 강화로 예방하는 것이 가장 중요하다.

◆ 천식

천식은 1~6세 아동의 발병률이 가장 높은데, 대부분 학령기에 접어들면서 점차 완화되는 경향을 보인다. 천식에 잘 걸리는 어린이들을 크게 두 유형으로 나눈다.

첫 번째, 기도가 민감하여 외부의 냄새, 찬 공기, 미세 자극 등에 의해 기도의 협착 반응이 일어나는 경우이다.

두 번째, 부모로 인해 유전적인 피부 알레르기, 알레르기 비염 등의 알레르겐을 지니고 있는 경우이다.

천식을 앓고 있는 자녀를 가진 부모들의 가장 큰 걱정은 '약물에 대한 부작용과 만성 성인질환으로 이어지지 않을까'이다. 그러나 여러 연구결과에 따르면 소아 천식이 성인 천식으로 발전하는 비율은 5~10% 정도로, 만성 질환으로 발전하는 경우는 드물다.

\<천식 자가 진단표\>

NO.	항목	예	아니요
1	숨을 가쁘게 쉬고 호흡수가 불안정하거나, 누워 있을 때 불편해한다.		
2	콧구멍을 벌렁거리거나 가슴을 많이 들썩이며 숨을 쉰다.		
3	한밤중과 새벽에 기침을 많이 하며, 오후에는 기침을 별로 하지 않는다.		
4	운동, 달리기 도중 또는 직후에 기침하거나 호흡하기 힘들어한다.		
5	한꺼번에 수십 번 연달아 발작적인 기침을 한다.		
6	찬바람에 노출되거나 찬 음식을 먹으면 바로 기침을 심하게 한다.		
7	공기가 탁하거나 사람들이 밀집된 곳에서 숨 쉬기 답답해한다.		
8	감기에 잘 걸리고 모세기관지염, 폐렴으로 전이되는 경우가 많다.		
9	비염, 아토피피부염, 꽃가루 알레르기 등이 있다.		
10	집 주변에 공장이 많고 매연이 심하다.		
11	기관지 X-ray 촬영 후 기관지염이 있다는 의사 소견을 들었다.		
12	가족 중에 흡연자가 있다.		
13	눈이 자주 가렵거나, 두드러기가 잘 난다.		
14	가족 중에 천식, 알레르기 병력이 있다.		
15	과거 천식을 진단받은 적이 있다.		

√ 체크 결과

"예"라고 체크된 항목이 3개 이상이면 천식 소인과 천식 증상이 있을 가능성이 높다. 따라서 전문적인 진료 및 가정에서의 관리가 필요하다.

◆ 가래

가래는 기본적으로는 호흡기에 들어온 나쁜 성분을 내보내는 유익한 작용을 하는 것이다. 하지만 요즘에는 대기오염, 공해물질 등으로 인해 가래가 과잉 생산되는 경우가 많다.

아이에게 가래 끓는 소리가 심하다면 가래가 많아서 그럴 수도 있지만, 기관지 염증에 의해서 기관지가 수축하거나 기관지의 점막이 부어 있을 경우에도 소리가 나게 된다.

끈적한 가래가 지나칠 정도로 나올 경우 기관지를 막아 합병증을 일으킬 수 있기 때문에, 수분을 충분히 보충해야 한다.

◆ 감기

감기는 누구라도 걸릴 수 있다. 감기에 걸렸을 때는 항생제 등을 먹여 빨리 낫게 하려 말고, 감기를 잘 이기게 해야 한다. 그것이 '면역성장'과 '면역학습'이다.

면역력 강화와 호흡기, 기관지 강화로 미리미리 감기 대항 능력을 키워주자.

□ 우리 아이 호흡기관(외비·비강·인두·기관지·폐 건강하게 만들기)

◆ 어린이 건폐차(健肺茶)

1) 맥문동 8g, 오미자 5g, 인삼 5g, 진피 4g, 자감초 2g을 혼합한다.

2) 혼합한 약재를 물 2L에 넣고 약한 불에 1시간 끓여 800mL 정도 되게
   한다.

3) 하루 동안 수시로 물처럼 충분히 마시게 한다.

   * 위의 양은 하루 복용량이며, 일주일 분을 끓여 냉장고에 보관하여 복
     용해도 된다.

◆ 어린이 건폐환(健肺丸)

1) 맥문동 800g, 오미자 500g, 인삼 500g, 진피 400g, 자감초 200g을 혼합
   하여 가루 낸다.

2) 약재 가루에 찹쌀풀과 꿀을 적당히 혼합하여 복용하기 좋은 크기로
   환을 만든다.

3) 1일 3회, 1회 4g 정도씩 따듯한 물로 복용한다.

자녀에게 아침 공복에
먹이면 안 되는 식품과 좋은 식품

자녀에게 아침 공복에 먹이면 안 되는 식품과 좋은 식품이 있다.

소중한 자녀에게 아침을 따뜻한 밥과 국으로 여유 있게 먹여 등교시키면 얼마나 좋겠는가. 모든 부모의 바람이지만 현실은 이게 잘 안 된다.

굶겨서 빈속으로 학교에 보내는 것보단 간편하게라도 먹여 보내면 좋겠다 싶어 먹게 하는 음식이 오히려 건강을 해치는 경우가 많다.

아이가 공부를 잘하게 하려면 일찍 일어나는 습관을 들여 아침밥을 꼭 먹게 해야 한다.

우리 뇌의 에너지인 혈당은 밥과 같은 탄수화물에서 만들어지는데 아침을 제대로 먹지 않으면, 뇌로 가는 에너지가 부족해 수업에 제대로 집중하지 못하고 끈기 있게 공부할 수 없다.

또한 아침밥을 굶게 되면 비만해지기 쉽다.

우리 몸에는 그렐린과 렙틴이라는 호르몬이 있다. 그렐린은 배고픔을 알려 밥을 먹게 하고, 렙틴은 배부름을 알려 밥을 그만 먹게 하는 호르몬이다. 아침을 굶게 되면 몸이 배고픈 위기상황으로 인지해 이후에 들어오는 음식들을 죄다 지방으로 저장하려고 한다. 따라서 비만을 유발하기 쉽다.

□ 아침 공복에 먹이면 안 되는 식품

◆ 우유

우유 자체는 종합 영양식품으로 훌륭하지만, 빈속에 먹게 되면 칼슘과 카세인이라는 단백질 성분이 위산 분비를 촉진하여 위벽을 자극하게 된다.

또한 우리나라 국민의 90% 정도는 유당 분해효소를 제대로 분비하지 못한다. 따라서 소화불량, 위염, 위궤양, 속 쓰림, 가스 참, 설사 등을 유발할 수 있다.

또한 빈속에 우유를 마시면 위장은 비어 있는 상태에서 장 연동운동을 빨라지게 하여, 영양소가 체내로 흡수되기 전에 모두 빠져나가게 만들어 버린다.

자녀들에게 아침에 우유를 먹이려면 견과류나 시리얼, 삶은 감자 등에 우유를 넣어 갈아서 주면 좋다.

◆ 바나나

바나나는 아침 대용으로 정말 많이들 줄 것이다. 휴대하기도 편하니 등굣길에 들고 가면서 먹으라고 말이다.

그런데 바나나를 아침 공복에 먹으면 혈관 속 마그네슘 수치가 급격히 올라가 칼륨과의 균형을 깨뜨린다. 심혈관 등에 무리를 주고, 당분 발효 과정에서 소화기계 활동도 방해한다.

조금 번거롭더라도 껍질 깐 바나나를 프라이팬에 노릇하게 굽거나 전자레인지에 30초 정도 돌려서 먹고, 여기에 사과 등과 같이 먹으면 더 좋은 효능을 볼 수 있다.

◆ 고구마

빈속에 고구마를 먹고 속이 쓰린 경험을 해본 적이 있을 것이다. 내가 그랬다.

고구마에 함유된 아교질과 타닌이 위벽을 자극하고, 위산이 많이 나오도록 한다. 특히 삶거나 구운 고구마를 빈속에 먹으면, 혈당이 급격히 증가할 수 있어 주의해야 한다.

요즘에는 어린이·청소년 비만과 당뇨가 많다. 따라서 고구마는 식사 후 간식으로 섭취하는 것이 좋다.

◆ 토마토

토마토는 모든 의사들이 권하는 슈퍼 푸드이므로 의외라 생각될 것이다. 아무리 영양 가득 토마토라도 왜 아침 공복에 나쁠까?

토마토를 공복에 먹게 되면 토마토의 용해성 수렴성분인 펙틴이 위산과 결합하여 위장을 팽창시킨다. 그러면 위장의 내부압력이 높아진다. 따라서 소화불량, 위장통증, 속 쓰림 등을 유발시킬 수 있다.

아침 빈속에 토마토를 먹게 하려면 1분간 전자레인지에 돌려 올리브유 1티스푼을 떨구어 주라. 토마토의 라이코펜 성분은 익혀서 기름과 함께 먹었을 때 흡수율이 배가 된다.

◆ 오렌지, 자몽

오렌지, 자몽 등 유기산, 구연산, 주석산 등 산 성분이 많은 과일은 아침 공복 복용을 피하여야 한다.

우리 생각에 과일은 건강한 식품이라서 아침에 과일주스 한 잔 먹게 하면 좋을 것 같지만, 유기산이 많은 과일은 역류성 식도염, 위염, 위궤양 등을 악화시킨다.

아침 공복에 과일을 먹게 하려면 과일, 당근, 삶은 호박, 삶은 마 등을 함께 갈아서 주면 좋다.

□ 아침 공복에 먹이면 좋은 식품

◆ 달걀

아침에 달걀 하나는 대표적인 단백질 공급원이 된다. 반숙으로 먹는 것이 가장 소화흡수가 좋다.

달걀은 '단백질 생체 이용성(bioavailable source)' 1위 식품이다. 특히 달걀노른자엔 뇌 건강, 간 건강, 신경 발달에 필수 영양소인 콜린이 가득하다.

◆ 감자

감자는 대표적인 알칼리 식품이라 공복에 먹어도 위장을 자극하지 않고 편안하게 소화 흡수를 시킬 수 있다.

감자녹말에는 위를 보호해 주는 판토텐산 물질과 비타민 C, 칼륨 등이 풍부하게 함유돼 있어 위장을 편하게 하고, 체내에 쌓여 있는 나트륨의 배출을 도와준다.

◆ 당근

당근은 '땅속의 주황색 보석'이라는 별명이 있을 정도로 건강식품이다.

비타민, 베타카로틴, 섬유소가 풍부해서 항산화, 장 건강, 면역력 증진, 배변 촉진, 시력 강화, 간기능 강화 등에 효과적이다. 아이들이 당근을 먹지 않으려 하거든 과일, 달걀 등과 함께 샐러드로 먹게 하면 좋다.

◆ 요구르트

아침에 요구르트 한 잔이 비피더스균 증식, 유해균 감소, 나쁜 콜레스테롤 수치 저하, 위장 내벽 보호 효능을 한다.

요구르트는 밤에는 되도록 먹이지 말라. 밤새 위장운동을 활발하게 하기 때문에 숙면에 방해가 된다. 아침에 먹어야 장과 뇌가 활발해진다.

◆ 사과

아침에 먹는 사과는 보약이라 한다. 사과 속 펙틴이 장 건강과 배변 활동을 돕는다.

아침엔 장을 깨끗이 비워, 장 속 나쁜 균을 배출시켜야 한다. 따라서 대장 건강, 면역력 증진 등의 효과를 볼 수 있다.

◆ 견과류

아침 공복에 견과류를 적당히 섭취하면 위장 내 pH 밸런스를 맞춰준다.

견과류의 건강한 지방인 불포화지방이 세로토닌(serotonin)의 분비를 도와준다. 세로토닌은 다 알다시피 사람을 행복하게 하는 물질이다.

또한 견과류에는 불포화지방산, 비타민 E, 칼슘, 마그네슘, 인이 풍부해 뇌신경 세포를 활성화하고, 뇌의 혈류량을 늘리고, 뇌신경 세포 간의 물질 전달을 원활히 하며, 기억력 향상에 큰 도움을 준다.

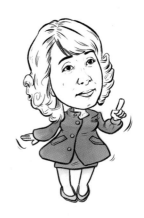

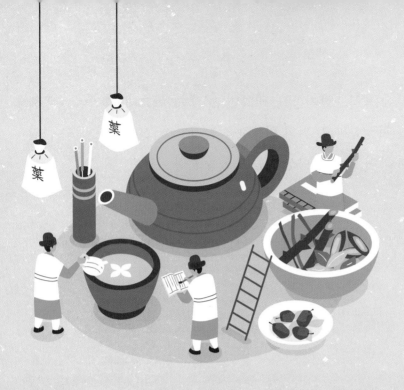

제5장

질병별 효능 약초

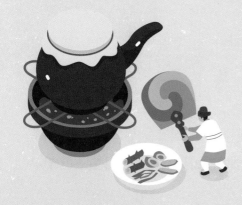

01

이명 완치하고 싶다면 여기를 누르자

쉽고 간단하지만 이명 개선에 효과 만점인 지압법을 알려드리겠다.

이명으로 고생하는 사람들이 참 많다. 내가 유튜브 동영상으로 이명의 원인과 치료에 도움이 되는 '청음차' 강의를 올렸더니, 폭발적인 시청률과 댓글이 달렸다. 이렇게 이명으로 고생하는 사람들이 많은 것에 깜짝 놀랐다. 정말 안타까운 사연의 댓글들도 많았다.

그래서 이명으로 고생하는 사람들께 빨리 도움을 주고 싶어 혼자서도 간단히 할 수 있는 지압법을 알려드리겠다.

방법은 간단해도 효과 보는 사람들이 많다. 잘 배워서 꼭 효과를 보기 바란다.

이명을 '귀울림증'이라고도 한다. 병원에 가서 진찰을 받으면 아무 이상이 없다는데 내 귀에는 자꾸 매미소리, 모기소리, 바람소리, 파도소리 같은 것들이 들린다. 정말 미칠 노릇이다.

이명소리에 자꾸 집중하다 보면 뇌는 그 소리에 대한 활성화가 되어 이명회로가 형성된다. 중·노년의 3명 중 1명이 이명을 경험할 정도로 흔한 질환인데도 참 치료하기는 어렵다.

한의학에서도 양의학에서도 정확히 원인을 알 수 없다. 다만 병태생리를 추정해 볼 뿐이다. 정말 안타까운 일이다.

□ 이명의 주요 원인

메니에르씨병, 이석증, 난청, 이관 개존증, 내이 청각세포 손상, 중이염, 상기도염 등을 이명의 원인으로 추정해 볼 수 있다. 또한 신장질환, 간질환, 심장질환 이외 여러 질환으로 추정하지만 추정만 할 뿐 명확하게 밝혀진 것이 없다.

한의학에서는 귀 두상부로 통하는 기와 혈의 흐름에 문제가 생긴 것으로 보는데, 귀는 몸속의 병리상태가 그대로 나타난다. 하버드의대와 제프리 홀트 공동연구 발표에 의하면 소리는 달팽이관의 유모세포에 있는 단백질 TMC1이 음파신호를 전기신호로 전환해 뇌로 전달하는 방식으로 들리게 된다고 한다.

이명은 몸속 질병으로 이러한 메커니즘에 이상이 생긴 것으로 추정할 수 있는데, 한의학에서 말하는 기혈 흐름의 장애와 유사한 메커니즘이라 할 수 있다.

□ 이명의 실증(實症)과 허증(虛症)

한방에서는 이명을 실증과 허증으로 나눈다.

'실증 이명'은 주로 삐이~ 하는 마이크 소리, 이잉~ 하는 모기소리, 댕댕거리는 종소리나 기차소리처럼 높고 강한 소리가 난다.

'허증 이명'은 주로 쉬~ 하는 약한 바람소리, 쏴아~ 하는 파도소리, 스르륵대는 낙엽소리, 또르륵또르륵 풀벌레 소리 등 낮고 비어 있는 듯한 소리가 들린다. 그 외도 별의별 소리가 다 들린다.

□ 이명 개선 지압 방법

자, 그럼 이명을 치료하는 지압의 원리와 혈자리에 대해 알아보자. 허증 이명과 실증 이명에 공통으로 적용하여도 된다.

◆ 중저혈(中渚穴)과 예풍혈(翳風穴)

중저와 예풍은 수소양삼초경(手少陽三焦經)의 '원근배혈법'으로 이명 치료의 기본이 되는 혈자리이다.

중저의 위치는 양쪽 새끼손가락과 약지손가락 사이 손등 중간지점이다.

예풍의 위치는 양쪽 귓불 끝과 귓불 뒤 뼈가 튀어나온 중간지점의 쏙 들어간 곳이다.

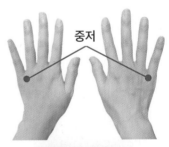

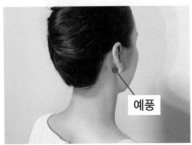

거의 대부분 혈자리는 쏙 들어간 곳에 있다.

* 지압방법

① 중저와 예풍혈을 20회씩 압진기, 지압봉으로 눌러준다. 혹은 혈자리
   에 지압침을 붙여주고 24시간 후에 새것으로 갈아 붙인다.
② 매일 자기 1시간 전에 지압한다.
③ 위의 방법을 최소 6개월 이상 반복한다.

◆ 태충혈(太衝穴)

태충혈은 청간담화(淸肝膽火)혈로 간
담에 쌓인 스트레스와 화를 풀어준다.

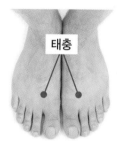

이명 원인의 40% 정도가 과다한 스트
레스로 인하여 간담(肝膽)에 쌓인 열이 두
상부로 올라가 귀에 나타나기 때문이다.

위치는 엄지발가락과 검지발가락 사이
물갈퀴에서 발등 쪽으로 3~4cm 정도 올라간 자리이다.

* 지압방법

① 태충혈을 20회씩 압진기, 지압봉으로 눌러준다. 혹은 혈자리에 지압
   침을 붙여주고 24시간 후에 새것으로 갈아 붙인다.
② 매일 자기 1시간 전에 지압한다.
③ 위의 방법을 최소 6개월 이상 반복한다.

◆ 용천혈(湧泉穴)

용천혈은 신장허약, 방광허약, 신체허약을 다스리는 보신익정(補腎益精) 혈자리이다.

이명 원인의 40% 정도는 허약증이기 때문에 용천혈 지압은 매우 중요하다.

용천혈의 위치는 발바닥을 3등분해서 발가락 쪽으로 2/3 지점 오목한 곳이다.

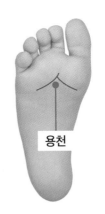

용천

* 지압방법

① 용천혈을 20회씩 압진기, 지압봉으로 눌러주거나 두드려 준다.

② 매일 자기 1시간 전에 지압한다.

③ 위의 방법을 최소 6개월 이상 반복한다.

◆ 이문혈(耳門穴)

이문혈은 두상부와 귀 주변을 통개규(通開竅)시켜 막힌 기혈을 풀어주는 혈이다.

이문혈의 위치는 안쪽 귓바퀴 중간 지점에 튀어나온 곳 바로 앞 오목한 곳이다.

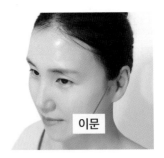

이문

* 지압방법

① 이문혈을 20회씩 압진기, 지압봉으로 눌러준다. 혹은 혈자리에 지압침을 붙여주고 24시간 후에 새것으로 갈아 붙인다.

② 매일 자기 1시간 전에 지압한다.

③ 위의 방법을 최소 6개월 이상 반복한다.

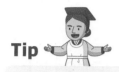

Tip

- 이명은 불치병이 아니다. 그러나 단기간에 치료하기 매우 어렵다.
  병원에만 의존하지 마시고 끈기를 갖고 자가 치료하자.
- 물론 주변 한의원에서 치료를 같이 받으면 더 좋다.
  모두 귀에서 나는 소리를 잠재워 평화를 얻길 바란다.

02

피로해진 간 해독, 이 약초가 답이다

잘 쓰면 약! 잘못 쓰면 독!

모든 약초는 바로 알고 바로 써야 약이 된다. 선무당이 사람 잡는다고 어설프게 알고 사용하면 약이 되려다 오히려 독이 된다.

필자는 20대 후반 급성 간질환으로 죽음의 문턱까지 갔다가 구사일생으로 살아남았다.

3년을 불면증으로 잠도 못 자고, 먹지도 못하는 질병에 시달리니 어느 날 삶을 마감하고자 유서까지 써놓고 죽을 날만 기다리고 있었다. 그런데 부모님께서 민간요법으로 날 살리셨다.

개인적으로 세상 모든 의사들은 한번쯤 죽음을 경험해 보는 것이 좋겠다는 생각을 한다. 죽음을 직접 경험해 보니 질병으로 고통받는 많은 환자들의 간절한 마음이 이해가 되었기 때문이다. 그래서 필자가 전하는 한의학 정보가 단 한 명의 생명이라도 살릴 수 있기를 간절히 소망한다.

자, 오장육부 중에 가장 열 잘 받는 간!

그러면서도 오장육부 중에 가장 미련곰탱이처럼 침묵하는 간! 간은 침묵의 장기이다.

인체의 화학공장이라 불리는 간이 하는 일은 500가지가 넘는데, 그중에서 간이 목숨 걸고 하는 몇 가지 중요한 일이 있다.

◆ 해독작용

간에는 효소가 5백 가지가 넘어서 음식, 술, 약물 등으로 혈액 속에 들어온 독성물질, 노폐물질 등을 분해하여 몸 밖으로 배출시킨다.

간이 해독작용을 마치면 지용성인 독소를 수용성으로 바꿔 소변과 대변으로 몸 밖으로 배출시킨다.

◆ 호르몬 분해와 대사작용

간은 각종 호르몬을 분해하고 대사하는 역할을 한다.

간경변증 환자의 경우 인슐린 분해가 잘되지 않고 간의 글리코겐 저장량도 부족해 저혈당이 초래되기도 한다.

◆ 쓸개즙 생산

하루 1L나 되는 쓸개즙을 만들어 지방을 소화시키고 창자 운동을 활발하게 하는 효소를 만든다.

왜 "간에 붙었다 쓸개에 붙었다 한다"는 말이 있지 않은가.

간과 쓸개가 들으면 얼마나 서운할까. 다음부터 그 말을 하려면 간과 쓸개가 못 듣게 하자. 가까이 붙어서 상호 얼마나 중요한 역할을 하는데 서운하지 않겠는가.

◆ 면역력 증강 및 살균작용

간에는 쿠퍼세포라는 유해균을 잡아먹는 대식세포가 있다.

그런데 간경변증 환자는 이 기능이 저하돼 각종 세균에 감염되기 쉽다.

◆ 필수영양소 저장작용

간은 특히 포도당을 글리코겐으로 바꿔 저장해 뒀다가 필요할 때 다시 포도당으로 바꿔 사용한다. 그래서 간이 혈당 유지를 시키는 것이다.

특히 '알부민'이라는 단백질과 혈액응고 인자를 합성한다. 영양소를 저장하고, 운반해 주는 총괄 책임자라고 보면 된다. 그런데 영양소를 과잉 섭취하면 지방이 너무 많이 저장되어 지방간이 된다.

□ 대표 간질환

간을 흔히 침묵의 장기, 소리 없는 시한폭탄이라고 한다.

착하긴 착한데 미련곰탱이다. 80%까지 손상되도록 자각증상이 없기 때문이다.

간질환은 간염, 지방간, 간경화, 알코올성 간질환, 간암, 간혈관종, 간농양 등 다양하다.

그중 특히 간경화, 지방간, 알코올성 간질환 이 3가지가 가장 위험한 질환이다.

◆ 간경화

간경화는 간이 어느 한쪽만 부분적으로 굳는 것이 아니고 전체가 서서히 굳어간다.

간은 70%까지 잘라내도 재생이 된다고 하는데 간경화는 그것이 안 된다.

증상으로는 해독작용이 안 되니 쉬어도 피로하고, 면역세포를 못 만드니 감기에 잘 걸리고, 단백질, 호르몬, 영양 조절이 안 되니 입맛 없고 구토 있고, 혈액 응고가 잘 안되니 멍이 잘 들고 코피가 자주 나고, 쓸개즙을 못 만드니 소화가 안 된다.

◆ 지방간

간에 지방이 5% 이상 축적되면 지방간이라 한다.

지방간은 식생활의 서구화로 인한 비만으로 생기는 것이 가장 큰 문제고, 남성보다 중년 여성에게 더 많이 생긴다. 남성보다 여성이 지방 축적이 잘되기 때문이며, 그걸 비알코올성 지방간이라 한다.

◆ 알코올성 지방간

알코올성 지방간의 원인은 당연히 과다한 음주나 습관적 만성 음주에 있다.

지방간, 간비대, 알코올성 간염, 간경변, 간부전 등을 유발한다.

알코올성 지방간의 증세로는 주로 우상 복부에 압통이 있고, 알코올성 간염은 경미한 발열이나 황달 및 식욕감퇴를 보이고, 알코올성 간경화는 복수, 식도·위 정맥류 출혈, 간성혼수 등이 나타난다.

□ 간 해독에 좋은 약초

◆ 포공영

포공영은 약성이 간과 위장에 작용해서 간의 해독작용이 뛰어나고, 체내 정체된 습열을 내려준다.

◆ 인진호

인진호는 약성이 비·위·간·담으로 가서 간의 피를 맑게 하고 체내 탁습을 내려준다.

◆ 차전자

차전자는 약성이 신장, 간장, 폐로 가서 체내에 정체된 탁기를 몸 밖으로 배출시키는 데 최고이다.

◆ 대추

대추는 약성이 비·위장으로 가서 양혈안신, 보익영혈, 보중익기 한다. 쉽게 말하면 비·위장을 건강하게 하고 피를 잘 만들어 간으로 보낸단 얘기다.

◆ 헛개나무

헛개나무는 체내 지용성 독소를 수용성으로 변화시킨다.

독소는 건강한 세포의 미토콘드리아를 죽이고 소화불량, 변비, 대장독소도 유발시키기 때문에 빨리 몸 밖으로 배출시켜야 한다.

◆ 이고들빼기

이고들빼기는 강원도 평창산이 특히 좋다. 치코릭산이 함유되어 있어 간 해독, 손상된 간 회복에 효능이 좋다.

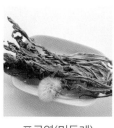
포공영(민들레)

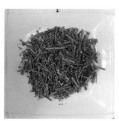
인진호

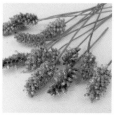
차전자(질경이씨앗)

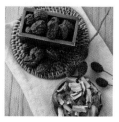
대추

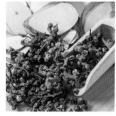
헛개나무

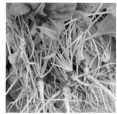
이고들빼기

□ 복용방법

◆ 포공영 해독차

① 포공영 7g, 인진호 7g, 차전자 4g, 대추 2g을 혼합한다.
② 물 3L를 넣고 약한 불에 1시간 끓여 1L 정도 되게 한다.
③ 하루 3번, 1회 1잔씩 따뜻하게 복용한다.
　가려야 할 음식은 없다.

◆ 헛개 해독차

① 헛개나무열매 10g, 이고들빼기 10g을 혼합한다.

② 물 3L를 넣고 약한 불에 1시간 끓여 1L 정도 되게 한다.

③ 하루 3번, 1회 1잔씩 따듯하게 복용한다.

　가려야 할 음식은 없다.

무릎 튼튼, 관절 튼튼하게 하는 약초

무릎관절염은 크게 퇴행성 관절염과 류머티즘성 관절염으로 분류해 볼 수 있다.

본인이 퇴행성 관절염인가, 류머티즘성 관절염인가를 쉽게 진단하는 방법을 알아보자.

<퇴행성 관절염과 류머티즘성 관절염 특징>

	퇴행성 관절염	류머티즘성 관절염
증상	무릎을 사용 후 밤에 통증이 더 심하고, 자고 나면 아침엔 좀 덜하다.	밤에는 통증이 없다가 새벽 혹은 아침에 잠에서 깨어날 때 통증이 가장 심하다.
부위	대부분 한쪽 무릎에 통증이 있다.	대칭으로 양쪽 무릎 모두 통증이 있다.
원인	노화, 관절 과다사용, 연골 마모, 십자인대 파열, 염증, 외상 등으로 발병한다.	원인을 알 수 없는 자가 면역체계 이상으로 발병한다.
연령	50대 이후 고령층에서 다발한다.	전 연령층, 젊은 층에서도 많이 발생한다.
형태	관절기형 유발이 드물다.	관절기형 유발이 잘 온다.

가장 중요한 특징으로 퇴행성 관절염은 무릎을 많이 사용한 후 밤에 통증이 더 심해지고 자거나 쉬고 나면 아침엔 좀 덜하다. 대부분 한쪽 무릎이 아프고 주로 50대 이후 고령층에서 많이 나타난다.

류머티즘 관절염은 정반대로 낮과 밤에는 통증이 덜하다 새벽이나 아침에 더 심하며, 반드시 대칭으로 아프다.

이 글에서는 '퇴행성 무릎관절염'에 대해 집중적으로 다루어 보겠다.

퇴행성 무릎관절 질환은 크게 4가지로 퇴행성 관절염, 반월상연골 손상, 슬개골연골 연화증, 십자인대 파열로 나뉜다.

원인으로는 이유를 알 수 없는 유전이 약 50% 정도이고 노화, 비만, 무릎 과다 사용, 과도한 운동, 외상 등으로 무릎관절을 보호하는 연골, 근육, 인대, 뼈가 손상되거나 염증을 유발하게 되는 것이다.

그럼 본인의 무릎관절 나이는 몇 살인지를 체크하는 방법을 알아보자.

< 퇴행성 무릎관절염 자가진단표 >

NO.	항목	예	아니요
1, 2	걷고 나면 무릎 통증이 2~3일 간다.		
3	가만히 있어도 무릎 통증이 있다.		
4	무릎에서 소리가 나거나 삐걱거리는 느낌이다.		
5	계단을 오르내릴 때 무릎이 아프다.		
6	일어설 때 무릎이 아프다.		
7	서 있을 때 무릎이 떨린다.		
8	무릎이 잘 굽혀지거나 펴지지 않는다.		
9	다리를 뻗으면 무릎 아래쪽이 바닥에 닿지 않는다.		
10	양 무릎의 균형이 맞지 않는다.		
11	아침 기상 시 관절이 뻣뻣한 감을 느낀다.		
12	무릎이 자주 붓거나 열감이 있다.		
13	주먹 힘이 약해지고 물건을 자주 떨어뜨린다.		
14	입에 침이 마른다.		
15	치아가 자주 아프다.		

∨ 체크 결과

0~1개에 해당되면 무릎 나이 20세로, 양호한 상태이다.

2~3개에 해당되면 무릎 나이 30세로, 관절 노화가 서서히 시작되고 있는 상태이다.

4~6개에 해당되면 무릎 나이 45세로, 퇴행성 관절염이 시작되고 있다.

7개 이상이면 무릎 나이 60세로, 관절을 치료하기 시작하여야 하는 상태이다.

한의학에서는 무릎관절의 원인은 노화, 기혈운행 부족, 풍한습열 사기, 상박하고 응체로 보며, 병변을 크게 학슬풍, 비증, 역절풍, 각기로 분류한다.

학슬풍(鶴膝風)은 무릎이 은근하게 아프며, 학 다리처럼 무릎이 튀어나온다 하여 학슬풍이다. 비증(痺症)은 무릎이 시큰거리면서 저리고 묵직한 느낌이 특징이다. 역절풍(歷節風)은 무릎이 붉게 붓고 아프고 밤이 되면 더 심하다.

각기(脚氣)는 붓는 것이 특징이며, 시간이 갈수록 무릎을 움직이기 힘들고 아프다.

한방에서 관절 튼튼, 무릎 튼튼, 무릎근육 튼튼, 십자인대 튼튼, 소염작용, 통증 완화 등에 처방하는 유명한 방제인 '독활기생탕(獨活寄生湯)'이 있다. 이 방제 중에 주요 약재를 활용하여 '관절튼튼차'를 만들어 보겠다.

□ 관절튼튼차 약초별 효능

◆ 우슬

약성이 간과 신장에 작용하여 뼈와 근육을 튼튼하게 하고, 하초의 기혈 순환을 도와 무릎관절 강화, 하체 강화, 통증 완화를 시키는 요약이다.

◆ 독활

약성이 간과 신장에 작용하고 무릎관절에 정체된 탁습·풍습을 제거하여 관절 부종, 물 참, 통증, 저림 증상 등을 치료한다. 『동의보감』에서 독활은 "온갖 적풍(賊風)과 모든 뼈마디가 아픈 풍증(風證)이 금방 생겼거나 오래되었거나 할 것 없이 다 치료한다" 하였다. 이처럼 독활은 백 가지 관절통

치료의 요약이다.

◆ 당귀

당귀는 양질의 혈액을 만들 뿐만 아니라 생성한 혈액을 관절 마디마디로 잘 돌게 하는 요약이다. 따라서 뼈와 관절을 튼튼하게 한다.

◆ 방풍

방풍은 관절에 쌓인 열독, 탁습, 풍습을 풀어주고 해독작용을 하며, 관절 통증을 완화시킨다.

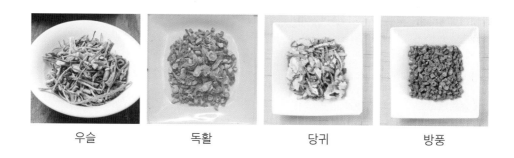

우슬   독활   당귀   방풍

□ 복용방법

◆ 관절튼튼차

① 우슬 8g, 독활 8g, 당귀 8g, 방풍 8g을 혼합한다.

② 물 3L를 넣고 약한 불에 2시간 끓여 1L 정도 되게 한다.

③ 하루 3회, 1회 1잔씩 식후에 복용한다.

    6개월 이상 복용하여도 된다.

◆ **관절튼튼환**

① 우슬 800g, 독활 800g, 당귀 800g, 방풍 800g을 혼합하여 가루 낸다.

② 약재 가루에 찹쌀풀과 꿀을 넣어 먹기 좋게 환을 만든다.

③ 1일 3회, 1회 8g 정도씩 식후에 복용한다.

　위의 양은 3개월 정도 복용할 양이다.

당뇨수치 뚝뚝 떨구고 싶다면

이번 글에서는 당뇨환자를 위해 혈당수치 뚝뚝 떨구는 데 도움이 되는 약초를 소개하겠다.

필자는 3년 전부터 당뇨환자를 위해 '무통채혈침' 개발을 시작하였는데 드디어 개발에 성공하였다.

당뇨환자들은 당뇨수치 자가 측정을 하려면 손끝을 '채혈침'으로 찔러 혈액을 채취한다. 또는 한의원이나 가정에서 부항 치료를 하려고 사혈할 때도 '채혈침'으로 찌른다.

이 채혈침이 피부를 찌를 때 은근히 아프다. 특히 당뇨환자들은 매일 당뇨수치를 측정해야 하기 때문에 침이 찌르는 통증이 또 하나의 스트레스를 유발한다.

그런데 필자가 개발한 '무통채혈침'은 피부를 찔러도 전혀 통증이 없다.

침이 피부를 찌르는데 어떻게 안 아플까? 정말 신기할 것이다. 3년여 만의 연구 끝에 세계 최초로 '무통채혈침' 개발에 성공하였다.

그리고 몇 개월 뒤면 시중에 출시된다. 한번 사용해 보면, 필자의 말이 사실임을 믿게 될 것이다. 정말 하나도 안 아프다.

매우 고무적인 것은 '무통채혈침'이 'K방역 코로나-19항체 진단키트'에 들어가게 되었다는 것이다.

당뇨병이 무서운 것은 심각한 합병증 때문이다. 심혈관질환, 뇌혈관질환, 말초혈관질환, 시력장애, 족부병변 등의 합병증이 다양하게 나타난다.

2017년 기준 전 세계적으로 당뇨환자는 약 5억 명에 이르고, 우리나라도 500만 명이 넘었다. 예비 당뇨환자까지 합치면 거의 900만 명에 이른다.

그런데도 아직 당뇨병을 완치할 수 있는 약은 없다. 당뇨는 한번 발병하면 친구처럼 다독이며, 평생 악화되지 않도록 조절하면서 살아가야 한다.

당뇨병을 진단받았을 때는 이미 췌장의 인슐린 분비 기능은 거의 절반으로 떨어졌다고 보면 되고, 당뇨병을 진단받고 약을 몇 년째 복용했다면 인슐린 분비 기능은 거의 못 한다고 볼 수 있다. 이렇게 무서운 당뇨병은 예방이 최우선이고, 진행을 더디게 하는 방법밖에 없다.

□ 당뇨병의 원인과 증상

◆ 열혈성 당뇨병

열혈성 당뇨병의 원인은 피가 탁하고 뜨거워져 생기는 병으로 지나친 음주, 기름진 음식 섭취, 과다 스트레스 등이 주범이다.

증세는 급격히 체중이 감소하고, 심한 갈증이 나며, 소변에 거품이 생기는 것 등이다.

◆ 정체성 당뇨병

정체성 당뇨병의 원인은 과식, 인스턴트식품의 잦은 섭취, 잦은 야식 섭취 등으로 체내에 영양이 과다 정체되면서 혈액이 탁해지고 신진대사가 활발하지 못한 것이다.

증세는 복부비만, 내장비만, 속이 더부룩함, 소변이 누런 황적색을 띤다.

◆ 허약성 당뇨병

허약성 당뇨병은 신장 기능의 약화, 간 기능의 약화, 만성 체력 저하, 만성 피로, 만성 질병 등이 원인이다. 증세로는 얼굴색이 검거나 누레지는 것이 특징이다. 당뇨병 하면 주로 갈증이 심한 것이 특징이나 허약성 당뇨병은 갈증이 별로 없다.

물 먹는 양에 비해서 소변 양이 많고 끈적거리고, 빈혈, 불면증에 더해 눈가나 입가가 자주 떨리기도 한다.

그럼 위와 같은 당뇨병에 공통으로 적용되는 좋은 본초를 알려드리겠다.

□ 당뇨병에 좋은 약초별 효능

◆ 맥문동

맥문동은 약성이 폐장, 심장, 위장에 작용하여 음액을 생성하고, 심장의 열을 청열시켜 당뇨병으로 인한 갈증 등을 해소한다.

췌장관에 필수적인 진액을 공급하여 췌장이 인슐린을 분비하는 데 최적의 조건을 만들어 준다.

◆ 생지황

생지황의 약성은 심장, 간장, 신장에 작용한다. 약성이 차고 수분이 많아 혈액의 열을 내려주어 청혈시킨다. 당뇨병처럼 열성 질병으로 인한 체내 진액의 고갈을 막아준다.

◆ 인삼

인삼은 약성이 비장과 폐로 가며, 당뇨병으로 저하된 오장육부의 원기를 보강하고, 음액을 길러주어 당뇨병에 효능을 한다.

◆ 구기자

대표적인 음성 본초로 약성이 간장, 신장, 폐장에 작용하여 간장과 신장을 건강하게 하고, 지구력을 증강시키고, 음액을 길러 당뇨병을 치료하는 데 좋은 효능을 한다.

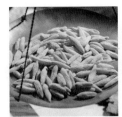 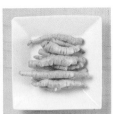 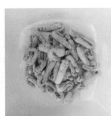 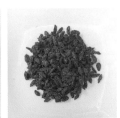

맥문동   생지황   인삼   구기자

□ 복용방법

◆ 맥문동지황차

① 맥문동 6g, 생지황 14g, 인삼 3g, 구기자 7g을 혼합한다.

② 물 3L를 넣고 약한 불에 2시간 끓여 1L 정도 되게 한다.

③ 1일 3회, 식사 전에 반드시 시원하게 마신다.

   3개월 이상 꾸준히 복용해도 된다.

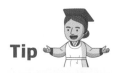

Tip

- 인진호, 겨우살이, 양파껍질, 여주, 돼지감자, 여주, 뽕잎, 쇠비름, 꾸지뽕 등을
  한두 가지 섞어서 차로 연하게 마셔도 도움이 된다.

05

불면증 치료,
반드시 이것 알아야 꿀잠!

불면증은 고독하고 외로운 나 혼자만의 싸움이다.

서방도 몰라, 새끼들도 몰라, 나는 죽겠는데 내 심정을 아무도 모른다.

겉으론 멀쩡하니 이 고통을 누가 알겠는가?

필자가 3년간이나 불면증을 겪어봐서 그 심정을 너무 잘 안다.

개인적인 애기를 잠깐 해보겠다.

필자가 한의사가 되고 가장 많이 연구한 병이 불면증인데, 거기에는 개인적인 가슴 아픈 사연이 있다. 그 얘기만 하려면 지금도 가슴이 먹먹하고 눈물이 고여 온다.

필자가 결혼을 하고 20대 후반에 병명도 모른 채 갑자기 체중이 25kg 이상 빠졌다. 그렇게 밥을 먹을 수도 없었고, 잠을 잘 수도 없는 상태로, 꼬박

제5장

3년을 병마와 싸웠다.

병은 점점 악화되어 저승사자를 만나는 환청과 환상에 시달리다 급기야 유서를 써놓고 죽음을 기다리고 있었다.

B형 간염에 걸린 것을 처음엔 모르다가 병이 깊이 악화되어 죽게 되어서야 알게 된 것이다.

당시엔 간염을 치료하는 약이 없었다. 의사선생님이 친정아버지께 말하길 살아날 확률은 15%도 안 되니 집에 데리고 가서 양질의 단백질 식품이나 먹여보라고 했단다.

그 젊은 나이에 유서를 써놓고 하루하루를 죽음에 대한 두려움 속에서 살았다.

뭣보다 3년이나 잠을 못 자니 이건 밤인지 낮인지 걸어 다니면서도 꾸벅꾸벅 졸고 매일 비몽사몽이었다.

그러던 어느 날, 꿈인지 생신지 정신이 혼미한 상태에서 내가 높은 산중턱에 앉아 있었다. 저 산 아래로는 웬 상여 하나가 회종소리를 쩔렁쩔렁 내면서 지나가고, 상여 뒤에는 가족들이 너무 슬피 울면서 따라가는 것이 아닌가.

그 광경을 보고 내가 혼잣말로 "누가 죽었나봐. 참 슬피도 우네." 하니까, 누군가 옆에서 내 손을 턱 잡으며 "네 상여잖아. 이제 가야지." 한다. 너무 놀라 옆을 돌아보니 저승사자였다.

얼마나 무섭고 두렵던지 발버둥을 치면서, "나는 아직 갈 때가 아니다. 저 어린 자식들을 두고 못 간다."라고 몸부림을 쳤다. 그리고는 정신을 차려 보니 온몸이 비에 젖은 것처럼 식은땀에 흠뻑 젖어 있었다.

그렇게 꼬박 3년을 불면증과 간염과 죽음과 맞서 싸웠다. 다행히 의지가 강했던지 죽지 않고 살아나 지금은 불면증 전문 한의사가 되었다.

이런 경험 때문인지 필자는 의사가 죽음을 한번쯤 경험해 보는 것도 괜찮다고 생각한다. 환자를 더 이해하고, 환자에 대한 측은지심이 깊어지기 때문이다.

그 후 필자에겐 사명감 같은 것이 생겼다. 내가 전하는 정보가 모든 불면증 환자들을 꿀잠 자게 했으면 정말 정말 좋겠다.

불면증의 원인은 매우 다양하다. 그중에 대표적인 불면증 원인 5가지를 살펴보겠다. 본인의 불면증 원인이 무엇인지부터 정확히 알아야 치료도 가능하다.

□ 불면증의 종류 및 원인

◆ 간양상항(肝陽上亢) 불면증

간양상항 불면증은 한마디로 간이 열 받아 잠을 잘 수가 없는 것이다. 화병이다.

과도한 스트레스, 과도한 분노, 과도한 긴장 등에 의해 간장의 기능이 저하되면, 양질의 혈액생성을 잘 못한다. 또한 간에 열이 발생하면서, 열은 신체 상부로 올라가는 성질이 있으므로, 이로 인해 뇌신경계를 자꾸 자극하게 되어 불면증을 유발한다.

이때는 열 받은 간을 평간잠양(平肝潛陽)시켜 주어야 한다.

◆ 음허화동(陰虛火動) 불면증

신장 기능 저하, 심장 기능 저하, 오랜 질병 등으로 체내에 음액 부족과 혈액 부족 현상이 생긴다. 따라서 호르몬 부족, 갱년기, 허열증 등을 유발하며 뇌신경계가 불안해지며 불면증을 유발한다. 이때는 신장과 심장의 기능을 강화시키고 체내에 음액을 길러주어야 한다.

◆ 사려과다(思慮過多) 불면증

지나친 정신적 충격, 걱정, 근심, 우울, 슬픈 생각 등은 비장과 심장을 손상시킨다.

이렇게 칠정(七情)이 손상되면 비장과 심장에 기혈이 부족해진다. 따라서 잠만 자려 하면 자꾸만 생각에 빠지게 되고 잠은 점점 더 멀리 도망간다.

증상으로는 잠이 안 오고, 자꾸 슬프고, 억울하고, 우울하고, 의욕이 없고, 사람들이 싫어지고, 밖에 나가기도 싫어지는 것이 있다.

사려과다 불면증엔 특히 수면제 장기 복용이 아주 나쁘다. 수면제를 복용하면 자도 잔 거 같지 않고, 머리만 띵한 것이, 그렇지 않아도 우울하던 기분이 점점 더 우울해진다. 이때는 심장을 강화시켜 마음을 편안하게 안정시켜야 한다.

◆ 심담허겁(心膽虛怯) 불면증

심장과 담이 허약해져 불안하고 초조하며 가슴이 두근거리고 밤이 되면 더욱 심해져 잠을 잘 수가 없다. 이때는 심장과 담을 강화시키고 막혀 있는 기혈을 풀어 원활히 돌려야 한다.

◆ 위중불화(胃中不化) 불면증

만성 소화불량, 위장 장애로 늘 가슴이 답답하고, 아랫배가 탱탱한 것이
가스 찬 듯하고, 잠자리가 편하지 않다. 위장에 발생하는 습열이 뇌하수체
를 자극해 숙면을 방해하기 때문이다.

이때는 보비건위(補脾建胃)시켜 속을 편안하게 해 주어야 한다.

□ 불면증 개선에 좋은 약초별 효능

◆ 산조인

산조인은 자양성안신약(滋養性安神藥)으로 한방 수면제라고 할 수 있다.

약성이 심장과 간으로 가서, 마음과 정신을 편안하게 하고, 간혈 생성을
도와 각종 불면증에 요약으로 쓰인다.

◆ 당귀

당귀는 약성이 간과 심장, 비장에 작용하며 보혈 및 활혈의 요약이다.

숙면을 취하게 하려면 간과 심장에 양질의 혈액이 충분하게 유지되어야
하므로, 당귀는 각종 불면증 처방에 빼놓을 수 없는 본초이다.

◆ 백작약

작약은 약성이 간과 비장에 작용하며, 특히 간 건강을 위한 처방에 빠지
지 않는 본초이다. 간장에 양질의 혈액 생성을 돕고, 간장에 쌓여 있는 화,
분노, 억울함, 두려움, 불안 등을 해소시켜 불면증 해소를 돕는다.

◆ 용안육

용안육은 심장 기능을 강화시켜 마음과 정신을 안정시키는 효능이 있다.
산조인과 함께 사용하면 기혈을 보충시키고 숙면을 하도록 돕는다.

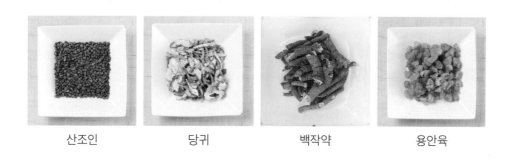

산조인   당귀   백작약   용안육

□ 복용방법

◆ 산조인당귀차

① 산조인 15g, 당귀 6g, 백작약 6g, 용안육 10g을 혼합한다.

② 물 3L를 넣고 약한 불에 2시간 끓여 1L 정도 되게 한다.

③ 하루 종일 물처럼 복용한다.

④ 3개월 이상 장복해도 된다.

　　산조인은 씨앗이라 딱딱하므로 방망이로 툭툭 깨서 잘 우러나게 하면
　좋다.

◆ 산조인당귀환

① 산조인 1500g, 당귀 600g, 백작약 600g, 용안육 1000g을 혼합하여 가
　루를 낸다.

② 약재 가루에 찹쌀풀과 꿀을 넣어 먹기 좋게 환을 만든다.

③ 1일 3회, 1회 8g 정도 식후에 복용한다.

위의 양은 3개월 정도 복용할 수 있다.

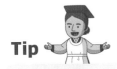

Tip

- '회향'이라는 약재가 있는데 이것에서 뽑은 오일을 '펜넬 아로마 오일'이라고 한다. 이 오일을 잠자기 10분 전에 코밑에다 한 방울 바른 후 심호흡을 20회 정도 하단전까지 끌어 깊게 하라.
- 간의 울체된 기운을 풀고, 스트레스를 날리고, 마음을 안정시켜 꿀잠을 도와준다.

06

나쁜 콜레스테롤, 혈전 녹이는 약초

콜레스테롤(cholesterol)은 나쁜 콜레스테롤(LDL)과 좋은 콜레스테롤(HDL)로 나눈다.

콜레스테롤은 주로 간에서 만들어져서, 지단백을 이용해 인체의 필요한 곳으로 보내진다.

콜레스테롤은 왁스와 비슷한 지방 물질로, 혈액 속에 있는 지단백이라는 작은 거품 속에 실려 다닌다.

나쁜 콜레스테롤인 LDL은 저밀도 지단백 콜레스테롤이라 부르고, 좋은 콜레스테롤인 HDL은 고밀도 지단백 콜레스테롤이라 부른다.

정상 콜레스테롤은 우리 인체 내에서 매우 중요한 일을 한다.

첫째, 세포막을 만들고 유지시킨다.

둘째, 남성호르몬과 여성호르몬 분비를 돕고 스트레스에 대항하는 부신호르몬 생산을 돕는다.

셋째, 소화액인 담즙을 만드는 데 사용된다.

넷째, 뼈를 튼튼하게 하는 비타민 D 생성의 원료가 된다.

그럼 나쁜 콜레스테롤이 높아지는 이유가 무엇일까?

고지방 식사를 습관적으로 하거나, 끼니를 자주 거르거나, 폭식을 했다 굶었다 하는 불규칙한 식사습관 등이 아주 나쁜 영향을 미친다.

그 외에도 유전적인 요인, 만성 스트레스, 당뇨병, 갑상선 기능 문제, 만성 신부전, 폐쇄성 간질환, 경구피임제 복용, 여성호르몬제 복용, 스테로이드 호르몬제 복용 등 원인이 다양하다.

나쁜 콜레스테롤이 높아서 올 수 있는 질병으로는 심근경색, 동맥경화, 고지혈증, 뇌졸중(뇌혈관이 막히는 뇌경색·뇌혈관이 터지는 뇌출혈), 신장 기능 약화 등이 있다.

좋은 콜레스테롤은 높이고 나쁜 콜레스테롤을 낮추는 방법으로는 동물성 지방과 콜레스테롤 고함유 식품의 섭취량을 줄이고, 불포화지방 섭취를 늘리는 것이다.

다음 페이지의 표를 참고하라.

물론 표에서 보다시피 이것을 다 지켜 먹으려면 오히려 스트레스를 받아 더 나쁠지도 모른다. 살다 보면 쇠고기도 먹고, 돼지고기도 먹고, 통닭도 먹는 것이지, 맨날 신선한 야채, 과일, 해조류 같은 것만 어떻게 먹겠는가.

그러니까 '이런 것이 몸에 좋고 이런 것이 나쁘구나.'라고 개념만 정리한 후, 되도록 몸에 좋다는 음식 위주로 먹자.

<콜레스테롤 관리 권장식품>

식품군	권장식품	복용 주의식품(섭취 횟수와 양)
어육류, 두류	생선, 콩이나 두부, 기름기 적은 살코기, 껍질 벗긴 닭고기	기름진 육류, 육류 내장, 가금류 껍질, 튀긴 닭, 소시지, 햄, 베이컨, 해산물의 알
난류	달걀흰자	달걀, 메추리알, 오리알 등 난류 노른자
유제품류	탈지유, 탈지분유, 저(무)지방 우유와 제품, 저지방 치즈	전유, 연유, 치즈, 크림치즈, 아이스크림, 커피 크림
지방류	해바라기유, 옥수수유, 대두유, 들기름, 올리브유, 불포화지방산, 견과류	코코넛 기름, 야자유, 버터, 돼지기름, 쇼트닝, 쇠기름, 마가린
곡류, 곡물 가공식품류	잡곡, 통밀	달걀과 버터가 주성분인 빵, 케이크, 크래커, 파이, 도넛, 고지방 과자
국	조리 후 지방을 제거한 국	기름기 많은 국, 크림수프
채소, 과일	신선한 채소, 해조류, 과일	튀김, 버터, 치즈가 첨가된 채소와 과일, 당 가공식품, 통조림 등

□ 콜레스테롤 관리에 좋은 약초별 효능

◆ 금은화

금은화는 혈청 콜레스테롤을 내려주고 항혈전 활성, 항고지혈증, 간보호 활성, 항암작용을 한다. 『신농본초경』, 『본초강목』, 『명의별록』 등 다양한 본초서에 금은화의 효능이 실려있다.

국내 유명 한의대학에서 in vitro 및 in vivo 실험을 통해 연구한 결과, 금은화 추출물이 염증반응 억제, 염증인자 억제, 항염증 작용을 한다고 밝혔다.

금은화는 추운 겨울에도 시들지 않는 끈질긴 생명력을 가졌다 해서 '인동초(忍冬草)'라고 한다.

◆ 참당귀

농촌진흥청과 한국생명공학연구원의 공동연구 결과 참당귀에서 분리한 천연물질이 콜레스테롤에 의한 동맥경화를 유발하는 효소의 활동을 억제하는 데 효과가 있음을 확인했다.

참당귀, 참당귀 뿌리에 함유된 데쿠르신과 데쿠르시놀 안겔레이트 성분은 조혈작용, 항암, 항산화, 항염증 작용도 뛰어나다.

◆ 표고버섯

표고버섯에 함유된 에리타데닌(D-eritadenin)이라는 특수한 성분은 혈중 콜레스테롤 수치를 내리고, 혈행을 개선하고, 동맥경화, 고지혈증, 고혈압, 심장병 등에 효능이 좋다.

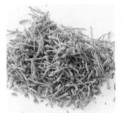
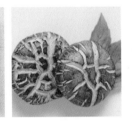

금은화   참당귀   표고버섯

□ 복용방법

◆ 금은화당귀차

① 금은화 5g, 참당귀 10g, 표고버섯 15g을 혼합한다.

② 혼합한 약재에 물 3L를 넣고 약한 불에 2시간 끓여 1L 정도 만든다.

③ 이것을 물처럼 수시로 복용한다.

◆ 금은화당귀환

① 금은화 500g, 참당귀 1,000g, 표고버섯 1,500g을 혼합하여 가루를 낸다.

② 약재 가루에 찹쌀풀과 꿀을 넣어 먹기 좋게 환을 만든다.

③ 1일 3회, 1회 8g 정도 식후에 복용한다.

　　위의 양은 3개월 정도 복용할 양이다.

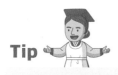
Tip

- 제주도에서 해풍 맞고 자란 비트에는 베타인이란 성분이 토마토의 8배, 파프리카의 18배, 미나리의 120배가 들어 있다.

- 나쁜 콜레스테롤 억제, 혈전억제, 혈액순환을 도우며 적혈구 수를 조절하고 세포와 조직에 산소공급을 적절히 조절해 준다. 나쁜 콜레스테롤과 혈전 잡는 빨간 모자 해병대 채소이다.

07 고혈압 내리는 '청혈차'

고혈압은 발병하기 전에 예방하는 것이 더 중요하다.

지금 소개하는 약초는 예방과 치료에 모두 효능이 좋은 약초이다.

고혈압의 원인이 한 가지가 아니란 것은 다들 알 것이다.

한의학에서 고혈압의 원인은 크게 4가지로 간풍내동 고혈압, 간양상항 고혈압, 담음식적 고혈압, 허증성 고혈압으로 나누어 볼 수 있다.

◆ 간풍내동(肝風內動) 고혈압

원인은 간장의 기혈이 부족해지면서 내풍이 생겨 발생한다. 특히 간장 내에 혈액과 영양이 부족해진 것이 원인으로, 50세 이후 고령에 잘 발생하는 고혈압이다.

증세로는 고혈압과 함께 은근한 만성 두통, 만성 빈혈, 입가나 눈가 떨림, 손 떨림, 불면증, 피로감, 의욕 저하 등이 나타난다.

◆ 간양상항(肝陽上亢) 고혈압

원인은 주로 과도한 스트레스, 만성 스트레스, 감정적 충격 등으로 간장과 심장에 열이 쌓이고, 신장에는 음액이 부족하게 되어 고혈압으로 발전한다. 일반적으로 본태성 고혈압의 경우 간양상항의 변증이 많이 나타나게 된다.

한마디로 화병이다. 특히 간이 열 받은 것이다. 왜 광고도 있지 않은가. "간 때문이야~ 간 때문이야~"

사람이 열 받으면 제일 먼저 간이 반응한다. 간이 열 받으면 심장도 따라서 열을 받는다. 그러면 간장, 심장, 신장 등에 음액이 부족해지고 고혈압이 된다.

증상으로는 혈압이 갑자기 올라갔다 내려갔다 그네를 탄다. 그다음 깨질 듯한 두통이 잘 오고 특히 편두통, 원인을 알 수 없는 분노, 짜증, 상체 열감, 불면증, 초조, 불안 등을 겪게 된다.

◆ 담음식적(痰飮食積) 고혈압

선천적으로 타고나기를 간·담·비장 기능이 원활치 못해 습열이 잘 생기며 혈액이 뜨거워지는 체질이 있다.

과식, 폭식, 기름진 음식, 술, 담배 등으로 체내에 영양이 과다 축적되면서 기혈의 순환이 안 되어 혈관 내에 콜레스테롤, 혈전, 고지혈증, 지방간, 동맥경화 등이 생기며 고혈압으로 발전하는 것으로 본다.

증세로는 머리가 늘 개운하지 않고 무거운 듯해 뒷목이 뻣뻣하고 무겁다. 자꾸 살이 찌기도 하고, 특히 하복부 살이 찌고, 가슴이 답답하고 트림이 잘 나고, 속이 자주 메슥거리고 구토증상도 있고, 끈적이는 가래가 잘 생기고, 입안이 텁텁하고, 손발부종, 전신부종 등이 나타난다.

◆ 허증성(虛症性) 고혈압

원인은 선천적으로 신체가 허약하거나 혹은 후천적으로 만성 질병, 수술 등으로 인해 원기가 쇠퇴하여 고혈압으로 발전된 것으로 본다.

인체의 원기가 쇠퇴하면 간장, 심장, 신장 등의 기능이 저하되면서 음양이 함께 고갈된다.

증세로는 머릿속이 텅 빈 듯한 두통이 자주 발생하고, 후두로 바람이 들어가는 듯한 증세가 느껴지며, 어지러움, 허리통증, 무릎통증, 관절통증, 식욕부진, 안면홍조, 만성 피로감, 의욕저하 등을 겪게 된다.

이렇듯 원인이 다르면 약초도 원인별로 분류해서 사용하는 것이 가장 좋은 효능을 볼 수 있다.

한방에서는 기본적인 고혈압 치료를 위해서 황련해독탕, 팔미지황환, 가미소요산, 억간산, 방풍통성산, 시호가용골모려탕 등의 약을 처방한다.

□ 고혈압을 내리는 데 효능 좋은 본초

◆ 숙지황

약성이 간장과 신장에 작용해서 양질의 피를 만드는 데 요약이다.
양질의 피와 음액을 생성하니 고혈압 잡는 해병대라고 할 수 있다.

◆ 천마

약성이 간에 작용해서 간풍내동을 잡는 데 일등공신이다.
체질과 상관없이 누구에게나 좋고, 특히 고혈압으로 인한 두통 잡는 데 효능이 우수하다.

◆ 지실

약성이 비장, 위장, 대장에 작용해서 식적이 정체되어 비만해지고 고혈압을 유발하는 원인을 잡는 데 으뜸이다.

◆ 토사자

약성이 신장과 간장에 작용해서, 특히 신장허증을 치료하여 원기를 길러주고, 음액을 길러 고혈압을 내려준다.

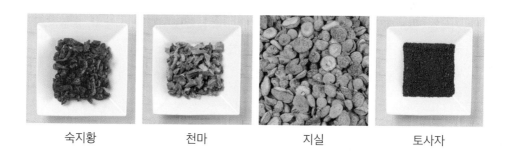

숙지황   천마   지실   토사자

□ 복용방법

◆ 청혈차(淸血茶)

① 숙지황 5g, 천마 8g, 지실 8g, 토사자 8g을 혼합한다.
② 물 3L를 넣고 약한 불에 2시간 끓여 1L 정도 되게 한다.
③ 하루 3회, 1회 1잔씩 식후에 복용한다.
　　6개월 이상 복용하여도 된다.

◆ 청혈환(清血丸)

① 숙지황 5g, 천마 8g, 지실 8g, 토사자 8g을 혼합하여 가루 낸다.

② 약재 가루에 찹쌀풀과 꿀을 넣어 먹기 좋게 환을 만든다.

③ 1일 3회, 1회 8g 정도 식후에 복용한다.

　위의 양은 3개월 정도 복용할 양이다.

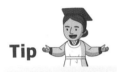

Tip

- 겨우살이차, 뽕잎차, 홍화차, 결명자차, 구기자차, 조릿대차, 꾸지뽕차, 솔잎차, 국화차 등을 꾸준히 복용하여도 혈압 내리는 데 도움이 된다.
- 하루 20g을 물 3L에 끓여 물처럼 마신다.

제5장

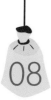

심혈관질환 예방하는 '청심차'

잘 쓰면 약! 잘못 쓰면 독!

모든 약초가 그렇기는 하지만 특히 심장 관련 약초는 신중하고 정확하게 사용하여야 한다.

겨울이 오면 심장질환이 있는 사람들은 걱정이 될 수밖에 없다.

여러분은 신체 오장육부 중에 가장 중요한 장기를 꼽으라면 어느 장부를 꼽겠는가?

그렇다, 심장이다. 중요하지 않은 장기가 어디 있겠느냐만 심장은 멈추고 4분만 지나도 사망이다.

심장질환은 양방에서는 협심증, 심근경색, 부정맥. 심부전증, 심근증, 심장판막, 동맥경화, 혈전, 고지혈증 등등으로 분류한다.

한의학에서는 심격통, 심중무혈, 심흉통, 심하울결, 심혈허, 심기허, 심옹, 심복자통 등등 하도 다양하게 불리니 그 병이 그 병 같고 복잡하다.

그러나 이렇게 많은 심장질환도 원인을 파악해 보면 거의 3가지로 요약된다.

콜레스테롤과 혈전, 심장기능 약화.

그럼 콜레스테롤과 혈전을 잡아먹고 심장 기능을 살리는 약재를 알아보겠다.

성질 급한 사람들은 또 이런다. "학교 다닐 때도 공부 지겨웠는데 뭘 알아봐요? 얼른 좋은 약재나 얘기해봐요."

안 된다. 병을 제대로 알아야 약도 제대로 쓸 수 있는 것이다.

◆ **협심증(angina pectoris)**

협심증의 원인은 동맥경화와 혈전이다.

동맥경화는 관상동맥에 콜레스테롤 지방이 쌓여 혈관이 좁아지거나 굳어지는 것이고, 혈전은 혈관에 굳은 혈액 덩어리 즉 피떡이 쌓여 혈관이 막히는 것이다.

그렇게 되면 심장근육에 필요한 혈액과 산소 공급이 충분히 안 되지 않겠는가?

증세로는 가슴 한가운데가 쥐어짜듯 아프고, 왼쪽 어깨 부위로 방사통이 느껴지고 초기엔 운동을 심하게 하면 아프다 쉬면 괜찮아진다. 하지만 심해지면 가벼운 운동을 해도 통증이 온다. 그 이상 가면 가만히 있어도 통증이 온다.

◆ 심근경색(myocardial infarction)

심장질환 중에 가장 심각한 것이 심근경색이다.

심근경색의 원인은 관상동맥에 쌓인 혈전, 동맥경화반 파열 등으로, 혈류가 흐르지 못하면 심장에 산소와 영양 공급이 급격히 줄게 된다. 그러면 심장근육과 조직, 세포가 죽어간다.

증세로는 가슴 중앙이 쥐어짜는 듯하고 쎄한 통증과 어깨, 턱 쪽으로 방사통이 있다.

그런데 사실 초기 증상은 잘 안 나타나는 것이 문제이다. 발병 후에야 극심한 통증이 느껴진다. 통증이 왔을 때는 이미 심장근육이 괴사한 상태이기 때문에 골든타임이 아주 짧아 위험하다. 돌연사를 할 수도 있다. 그래서 심근경색이 제일 무서운 것이다.

심근경색이 왔다면 빨리 응급실로 가라. 망설일 시간이 없다.

◆ 심근증(cardiomyopathy)

심장근육 이상으로 호흡곤란, 흉통, 두근거림 등이 있다.

1차성은 원인을 알 수 없고, 2차성은 아밀로이드증이라 해서 단백질이 조직에 축적되어 발병하는 것으로 본다.

◆ 심부전증(heart failure)

심장이 혈액을 받아들이고 짜내는 펌프 기능을 잘 못하게 된다. 그러면 신체조직에 혈액공급이 제대로 안 된다.

◆ 심장판막증(valvular heart disease)

판막이 좁아져 혈액이 원활히 흐르지 못하거나 판막이 제대로 닫히지 않아 혈액이 역류되는 현상이다.

필자가 심장판막이 선천적으로 뽈록 기형이다. 다행히 판막의 기능에는 문제가 없는데 선천적으로 그냥 그렇게 생겨 먹은 거란다. 내가 좀 덜 떨어진 구석이 많다. 간염으로 죽음의 문턱까지 갔다 살아나질 않나…. 하긴 좀 덜 떨어진 구석도 있어야지, 사람이 너무 똑 떨어지면 그런 사람 재수 없다.

그럼 혈중 콜레스테롤을 감소시키고 혈전을 녹여내는 데 효능이 탁월한 약제를 복용하면 큰 도움이 될 것이다.

여러분! 녹여줘요, 넣어줘요, 돌려줘요. 야한 상상이 되시죠?

심장질환을 예방하고 치료하려면 녹여줘요, 넣어줘요, 돌려줘요, 이 3가지만 잘하면 된다. 우선 콜레스테롤 지방과 쌓여 있는 혈전덩어리를 녹이고, 둘째로 양질의 혈액을 만들어 심장에 넣어주고, 셋째로 피를 잘 돌려주면 된다.

□ 심장질환 예방 약재별 효능

◆ 홍화

약성이 심장과 간에 작용하여, 활혈거어하니 혈관 내 혈액이 울체되고 응고된 것을 잘 풀어준다.

◆ 단삼

약성이 심장, 심포, 간에 작용하여 양질의 혈액을 만드는 약으로 혈관 내 어혈을 풀어주고, 뜨거워진 피를 맑게 하고, 혈관 염증을 소종시킨다.

◆ 당귀

약성이 간, 심장, 비장에 작용해서 보혈, 활혈, 지통의 요약이다. 즉 양질의 피를 만들어 심장으로 보내주고, 혈행을 돕는 약재이다.

당귀는 강원도 평창군 진부면 당귀가 세계 최고이다.

◆ 천궁

약성이 간, 담, 심포로 가서 혈행을 주도하는 요약이다. 피를 돌리고 돌리고, 기가 울체된 것도 돌리고 돌리고. 천궁은 한의학계의 댄싱 퀸이라 할 수 있다.

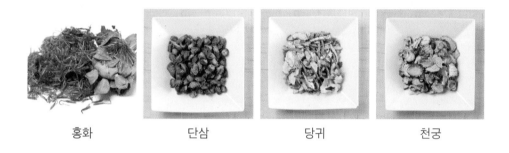

홍화   단삼   당귀   천궁

□ 복용방법

◆ 청심차(淸心茶)

① 홍화 10g, 단삼 6g, 당귀 6g, 천궁 6g을 혼합한다.

② 물 3L를 넣고 약한 불에 2시간 끓여 1L 정도 되게 한다.

③ 하루 3회, 1회 1잔씩 식후에 복용한다.

　6개월 이상 복용하여도 된다.

◆ 청심환(淸心丸)

① 홍화 1000g, 단삼 600g, 당귀 600g, 천궁 600g을 혼합하여 가루 낸다.

② 약재 가루에 찹쌀풀과 꿀을 넣어 먹기 좋게 환을 만든다.

③ 1일 3회, 1회 8g 정도 식후에 복용한다.

위의 양은 3개월 정도 복용할 양이다.

생명을 위협하는 만성염증 제거에 '청신차'

만성염증이 도대체 뭐기에 침묵의 살인자라는 무시무시한 별명을 가진 걸까?

만성염증의 대부분의 원인은 혈액 속 독소 때문이다.

독소에 의해 생긴 염증이 혈관을 지나면서 혈관 벽에 상처를 내게 되고, 상처를 회복하기 위해 모여든 염증 물질이 혈관 벽에 쌓이게 되면 피떡이 된다. 이것이 바로 혈전이다.

피떡들이 혈관 내벽에서 떨어져 나와 혈관을 타고 돌아다니다가 심혈관을 막아 버리면 협심증, 심근경색 등이 되는 것이고, 뇌혈관을 막으면 뇌출혈, 뇌중풍, 뇌경색, 치매가 되는 것이고, 신장으로 들어가 배출이 안 되면 신부전증을 일으키게 된다.

또한 피떡들은 온몸 여기저기를 돌아다니며 통증 화학물질을 만들어

낸다.

따라서 여기가 쿡쿡 쑤시고 아팠다, 저기가 쿡쿡 쑤시고 아팠다 하면서 전신에 만성통증을 유발하는 것이다.

그 외에도 당뇨병, 고혈압, 위염, 대장염, 피부염, 류머티즘 관절염, 천식 등이 모두 다 만성염증이 원인이다.

만성염증은 암으로 발전할 가능성도 매우 높아 간염이 간암으로, 식도염 이 식도암으로, 기관지염이 폐암으로, 위염이 위암 등으로 발전할 가능성 이 있다.

우리 인체는 염증이 생기면 이와 싸우기 위해 사이토카인(cytokine)이라 는 물질을 분비하게 된다. 적정량의 사이토카인 분비는 외부에서 침투한 바이러스에 대항할 때 반드시 필요하지만, 만성염증으로 인해 과다 분비되 면 정상세포까지 공격하여, 정상세포의 DNA 변형을 가져와 암으로 발전할 수도 있다.

□ 만성염증의 원인

만성염증은 혈액 속의 독소가 주범이라고 했다. 그럼 혈액 속 독소는 왜 생기는 걸까?

뭐니 뭐니 해도 먹는 음식으로 인한 영향이 가장 크다.

붉은색 육류, 가공식품, 인스턴트식품 등에 함유된 단백질 성분인 메티 오닌이 돌연변이를 일으키면 혈관 내피세포 손상으로 혈전을 만든다.

그다음 흰밥, 흰 밀가루, 흰 설탕 과잉 섭취는 인슐린 과잉 분비를 촉진하고 중성지방을 뱃살에 저장한다. 복부에 내장 지방세포가 과다 생성되면서 이것이 바로 염증물질을 배출한다.

미세먼지, 공해물질 등 환경 오염물질이 혈액, 폐 등으로 침투해 염증물질인 사이토카인을 분비하는 것도 원인이 된다.

그리고 나쁜 자세도 염증을 만드는 큰 요인이 된다. 컴퓨터, 휴대폰 작동, 책상업무 등으로 어깨를 움츠린 자세로 오래 있게 되면 림프 존인 겨드랑이, 복부, 서혜부 부위 등의 림프 순환을 저하시킨다. 그러면 경락과 신경이 눌려 노폐물과 염증물질의 배출이 잘 안 된다.

그 외 흡연, 음주, 운동 부족, 만성 스트레스 등도 원인이다.

□ 체내 만성염증 자가 진단하기

<체내 만성염증 자가 진단표>

NO.		진단내용	1점	2점	3점	4점
신체상태		이유 없이 담이 잘 걸린다.				
		몸이 잘 붓고 무겁게 느껴진다.				
		복부비만이 있다.				
		피부트러블이 잦다.				
생활습관		집중력, 기억력이 저하된다.				
		소화가 잘 안 되고 변비가 있다.				
		손톱이 잘 부러진다.				
		앉아 있는 시간이 많다.				
식생활		붉은 육류를 즐겨 먹고 야채, 과일식을 멀리한다.				
		배가 잘 고프고 단 것이 먹고 싶다.				
		튀김류, 패스트푸드, 가공식품을 자주 먹는다.				
		과자류, 아이스크림류 등 간식을 즐겨 먹는다.				
보유질환		• 총 콜레스테롤 수치가 200mg/dL 미만. • 중성지방 수치가 150mg/dL 미만. • LDL 콜레스테롤 수치가 100mg/dL 미만. • HDL 콜레스테롤 수치가 40mg/dL 이상 유지가 어렵다.				
		급성염증수준 단백질 수치가 8시간 공복혈당 126, 식후혈당 200보다 높다.				
		치은염, 치주염 등이 있다.				

∨ 체크 결과

1~10 : 염증 정도가 경미한 편이나 현재 상태를 잘 유지 관리해야 한다.

11~30 : 만성염증 중증 정도로 특별한 질환으로 발전 가능하므로 개선이

필요하다.

31 이상 : 만성염증 고 위험군으로 항산화식품 섭취, 운동 등 적극적인 개선이 필요하다.

체내 만성염증을 제거하려면 가장 먼저 체내 독소를 제거하고, 피를 만드는 중요 장기인 간을 청간(清肝)시켜야 하고, 체내 혈액을 청혈(清血)시켜야 한다.

『동의보감』에는 최고의 해독 처방으로 '감두탕(甘豆湯)'이 기록되어 있다.

감두탕은 감초와 검은콩 단 2가지 약료로 구성되어 있으며, "약재를 각각 20그램씩 넣고 물에 달여서 마시면 해독작용에 효과가 있다" 하였다.

그럼 감초와 검은콩을 주원료로 한 만성염증 예방차를 만들어 보겠다.

□ 만성염증 개선에 좋은 약초별 효능

◆ 감초

'약방에 감초'라는 속담이 있듯이 감초는 한방에서 대표적인 해독 약재로 방제에서 빠질 수 없는 본초이다.

감초는 글리시리진, 리퀴리티게닌, 플라보노이드, 쿠마린, 사포닌 등의 기능 성분을 함유하고 있으며 이들 성분은 해독효과, 간세포 손상 억제작용, 항산화 작용을 한다.

또한 만성피로 증후군, 스트레스 억제, 체지방 감소, 각종 피부질환 억제, 바이러스 증식 억제 및 비활성화 작용, 항염, 항알레르기 작용, 호르몬 증강, 면역조절 및 면역증진 등의 효능을 나타낸다. 이만하면 약방에 감초가 맞다.

◆ 흑두(검은콩)

흑두는 몸속 노폐물 제거, 해독작용에 강력한 효능을 발휘한다. 콩의 주성분은 단백질과 지방, 당질이다. 흑두의 식이섬유는 대변을 통해 혈액 속의 콜레스테롤이나 중금속을 배출하고, 칼륨은 소변을 통해 독소를 빼내준다.

◆ 당귀

당귀는 약성이 간과 신장에 작용하여 보혈, 활혈, 지통의 요약이다. 즉 양질의 피를 잘 생산하게 하고 생산된 혈액을 인체 곳곳으로 잘 보내준다.

만성염증의 가장 큰 원인은 체내 혈액이 맑지 못한 것으로, 양질의 혈액 생성이 매우 중요하다.

◆ 작약

작약은 약성이 주로 간에 작용하며, 대표적인 간 건강에 사용되는 약재로 피를 맑게 해주고, 간 기능을 건강하게 한다.

작약에는 장내 염증과 유해세균 제거에 탁월한 파에오니플로린이 함유되어 있다. 해당 물질은 장을 비롯한 전신의 염증을 개선하는 데 작용하며, 장에 염증이 발생하는 과정을 억제한다.

◆ 금은화

금은화는 기본적으로 염증을 가라앉히고 열을 내려주며, 가래를 제거하는 등 기관지를 청소하는 작용이 뛰어난 한약재이다. 인체 내에 쌓인 풍열을 잡아주고 독을 없애주는 효과가 있어서 해독제로 사용된다.

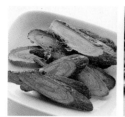
감초

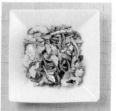
흑두(검은콩)

당귀

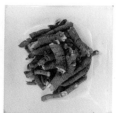
작약

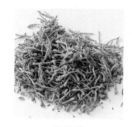
금은화

□ 복용방법

◆ 청신차(淸身茶)

① 감초 10g, 흑두 10g, 당귀 5g, 작약 5g, 금은화 3g을 혼합한다.

② 물 3L를 넣고 약한 불에 2시간 끓여 1L 정도 되게 한다.

③ 하루 3회, 1회 1잔씩 식후에 복용한다.

　6개월 이상 복용하여도 된다.

◆ 청신환(淸身丸)

① 감초 1000g, 흑두 1000g, 당귀 500g, 작약 500g, 금은화 300g을 혼합하여 가루 낸다.

② 약재 가루에 찹쌀풀과 꿀을 넣어 먹기 좋게 환을 만든다.

③ 1일 3회, 1회 8g 정도 식후에 복용한다.

위의 양은 3개월 정도 복용할 양이다.

Tip

- 만성염증 제거 효능이 탁월한 식품으로 후코이단을 함유한 미역, 다시마, 톳, 파래 등 해조류를 많이 섭취하면 좋다.
- 강력한 항산화 성분을 함유한 울금, 강황, 녹차, 생강, 늙은 호박, 토마토. 블루베리, 마늘 등도 좋다.

만성 위장병, 소화불량, 속 쓰림에 '건위차'

소화가 잘되려면 두 가지가 잘되어야 한다. 충분한 소화액 생성과 위장의 연동운동이다.

소화액 생성이 잘 안되고, 위장의 연동운동에 이상이 있다는 것은 자율신경인 부교감신경이 저하되거나 교감신경이 너무 항진되어 그러한 경우가 대부분이다.

그렇게 되면 위산, 담즙, 이자액 등 소화액 분비가 원활하지 못하거나, 과다 생산되거나 하여 만성 위장병에 시달리게 된다.

한의학에서는 만성 위장병을 크게 심비허손형(心肥虛損形), 담음역상형(痰飮易上形), 간위불화형(肝胃不化形) 3가지로 분류해 볼 수 있다. 만성 위장질환이 있다면 아래 설명을 보고 자신의 위장병이 어디에 속하는지 자가 진단해 보기 바란다.

◆ 심비허손형

심비허손형은 정서적으로 예민하거나 머리를 많이 쓰는 사람에게 주로 발생하는 위장질환이다. 생각이 많고, 정서불안, 신경과민, 과도한 정신노동 등이 원인이 된다.

증상으로는 우울증, 소화불량, 식욕감퇴, 피로, 무기력, 식후 나른함, 식후 졸림. 어지럼, 잦은 두통, 수면장애 등이 나타나며 소화제를 복용해도 효과가 잘 안 나타난다.

◆ 담음역상형

담음역상형은 선천적으로 위장이 허약하거나, 불량한 식생활 습관 등으로 담음이 상부로 올라와서 메스꺼움과 어지러움을 만드는 유형이다.

증상으로는 늘 묵직한 두통이 동반되고 메스꺼움, 어지러움, 명치끝이 딱딱함, 복부가 늘 가스 찬 듯 팽만하며, 손발이나 전신 냉증, 아랫배 참, 몸이 무거움, 속 답답함, 찬 음식이나 밀가루 음식을 싫어하게 되는 것이 있다. 소화제를 복용하면 비교적 효과가 있다.

◆ 간위불화형

간위불화형은 만성 스트레스, 감정적 억울함, 원인 모를 분노 등이 주된 원인이 된다. 일종의 화병이다.

증상으로는 머리가 깨질 듯한 편두통이 잘 오고, 소화불량, 위산과다, 속쓰림, 옆구리 통증, 입 냄새, 미열, 복부팽만, 배꼽 위 열감이나 갑자기 숨쉬기가 불편해지기도 한다.

그러면 한방에서 위장질환에 주로 처방되는 보중익기탕, 이중탕, 평위

산, 육군자탕 등 방제의 주요 약재로 속 편한 건위차(建胃茶)를 만들어 보
겠다.

□ 위장건강에 좋은 약재별 효능

◆ 백출

백출은 약성이 비장과 위장에 작용하며, 보비건위의 요약이다. 따라서
허약한 비·위장을 건강하게 하고 따듯하게 하여 만성 소화불량, 위장냉증,
오래된 식적, 탁습제거 등의 효능을 한다.

◆ 후박

후박은 위·비장의 기혈을 순환시킬 뿐 아니라 오래된 위장 식적과 식체
를 풀어주는 데 요약이다. 만성적으로 적체된 체기를 제거하고, 탁습제거,
소화력 증강, 속 메슥거림, 복부팽만, 위산역류 등을 치료한다.

◆ 맥아

맥아는 식혜 만들 때 사용하는 '보리질금'이다.
약성이 비장과 위장에 작용하여 소화불량, 오래된 식적, 식체, 식욕부진
을 치료한다.

◆ 건강

건강은 생강 말린 것으로 위장의 기능을 강화시키고 양기를 길러주고,
따듯하게 한다.

만성 위장질환에는 생강보다 건강을 사용하는 것이 더 좋은 효능을 볼 수 있다.

◆ 황기

황기는 보기승양(補氣承陽), 익위고표(益衛固表), 탁독생기(托毒生肌) 하는 요약이다.

특히 허약한 위장의 원기를 길러주고 항산화, 항염 작용으로 위염 개선 에 도움을 준다.

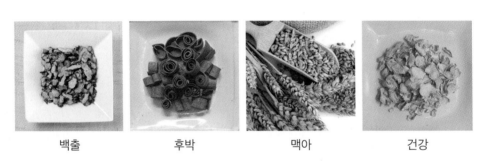

백출   후박   맥아   건강

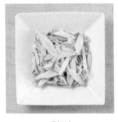

황기

□ 복용방법

◆ 건위차(建胃茶)

① 백출 10g, 후박 7g, 맥아 7g, 황기 5g, 건강 4g을 혼합한다.

② 물 3L를 넣고 약한 불에 2시간 끓여 1L 정도 되게 한다.

③ 하루 3회, 1회 1잔씩 식후에 복용한다.

　6개월 이상 복용하여도 된다.

◆ 건위환(建胃丸)

① 백출 1,000g, 후박 700g, 맥아 700g, 황기 500g, 건강 400g을 혼합하여
　가루 낸다.

② 약재 가루에 찹쌀풀과 꿀을 넣어 먹기 좋게 환을 만든다.

③ 1일 3회, 1회 8g 정도 식후에 복용한다.

　위의 양은 3개월 정도 복용할 양이다.

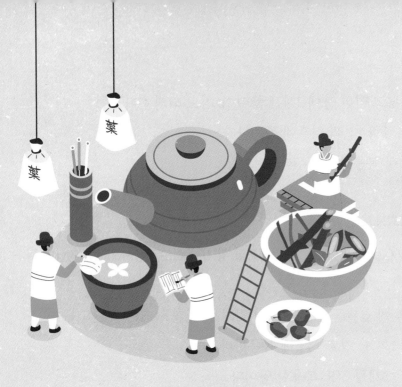

제6장

약이 되는 식품

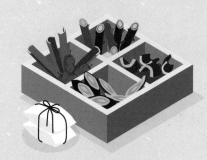

01

암을 예방하는 우리 음식 대표 10가지

세계보건기구에 따르면 음식이 암을 일으키는 비중은 30%가 넘는다고 한다. 매일 먹는 음식이 약이 되기도 하고 독이 되기도 하는 것이다.

한국인들이 좋아하고 즐겨 먹는 음식 중에는 암 예방 효과가 우수한 식품들이 있다. 어떤 식품들이 있는지 어떤 약리적, 생리적 작용이 있는지 정리해 보겠다.

1. 현미

현미의 쌀눈과 미강은 토코페롤과 베타시스테롤 덩어리로 천연 항암물질이다.

현미를 먹는 것은 천연 항암제를 먹는다고 해도 과언이 아니다.

콜로라도 주립대 암센터 연구논문에 따르면 현미 껍질에서 추출한 생리활성물질을 종양이 생긴 쥐에게 투여한 결과 위암, 식도암, 설암, 폐암, 간장암, 방광암, 유방암, 흑색종 피부암, 대장암, 결장암, 전립선암에 효과가 있었다고 한다.

2. 된장

콩은 자체로도 풍부한 식물성 에스트로겐을 함유하고 있어 갱년기 증후군, 유방암, 전립선암, 폐암, 골다공증 등을 예방하는 효과가 있다.

콩이 된장으로 발효 과정을 거치면서 리놀레산, 리놀렌산이 생성되는데 이 물질은 암 예방과 항암효과를 더욱 증진시킨다.

그 외에도 펩타이드, 바실러스균, 레시틴, 베타시스레롤 등도 암 예방 효능뿐만 아니라 고혈압, 동맥경화 등을 예방하는 효과가 있다.

3. 김치

김치는 숙성 과정에서 생기는 발효작용을 통해 김치 국물 1mL당 약 1억 마리의 유산균과 항암물질들이 생성된다.

김치에 들어가는 주재료는 배추지만 무, 고춧가루, 마늘, 생강, 파 등 부재료가 모두 훌륭한 항암식품으로 더욱 시너지 효과를 낸다.

암 예방에 가장 좋은 김치는 적당히 숙성되었을 때로 김치 유산균이 대장까지 내려가 작용을 하기 때문에 특히 대장암 예방에 좋다.

김치는 한의학적으로 볼 때 음양(陰陽)의 조화가 잘 이루어진 식품이다. 주재료인 배추와 무는 찬 성질의 식품이고 고춧가루, 마늘, 파 등은 열이 많은 식품이기 때문이다.

4. 들깨

들깨는 특히 대장암, 유방암, 간암 발생 억제에 효과가 뛰어나다.

들기름의 주성분은 리놀렌산으로 오메가3 지방산이 풍부해서 면역력 증강, 세포 돌연변이 억제 효과, 암세포 증식 억제 효과, 암 예방 효과가 있다.

또한 들깨가루는 불용성 식이섬유소가 풍부해서 발암물질에 의한 세포 돌연변이를 억제한다. 들깻잎 또한 엽록소가 풍부해 항산화 작용, 세포 돌연변이 억제, 항암작용 효과가 높다.

5. 마늘

미 국립암연구소(NCI)는 항암효과가 있다고 알려진 48가지를 비교 정리하여 발표하였는데, 그중 마늘이 최고로 꼽혔다.

마늘의 활성성분은 알리신, 설파이드 등으로 이 화합물은 항산화 작용이 우수하며, 암세포를 죽이는 것으로 판명된 화합물이다. 따라서 위암, 결장암, 장암, 췌장암, 간암, 폐암, 전립선암 등을 예방하는 것으로 알려져 있다.

서울대 화학과 양철학 교수팀과 동 대학 병리학교실 장자준 교수팀도 마늘의 알리신 성분이 장암과 췌장암에 대해 항암효과가 있으며, 아릴설파이드가 간암과 위암, 폐암의 발생을 억제한다고 발표하였다.

6. 청국장

대한암협회가 암 예방을 위해 권고하는 식품 중에는 청국장이 있다.

청국장에는 '제니스테인'이라는 물질이 풍부하다. 이 물질은 유방암, 결장암, 직장암, 위암, 폐암, 전립선암 예방에 효능 있는 것으로 밝혀졌다. 콩에 들어 있는 사포닌 성분은 암 예방을 돕고, 유해성분이 장 점막과 접촉하는 시간을 줄이고 유해성분을 흡착해 독성을 약하게 하는 작용을 한다.

7. 쑥

1945년 일본 히로시마에 원자폭탄이 투하되고 난 후 가장 먼저 자라난 식물이 쑥이었다고 한다. 쑥의 생명력을 대표하는 실례이다.

쑥의 생리 활성물질 중 요모긴은 암세포 자살유도(아포토시스)로 암을 예방하는 대표물질이다.

그 외 쑥에는 치네올, 바타민 A, 베타카로틴, 아르테미시닌 등이 함유되어 있어 위장 건강, 살균작용, 면역력 증진, 항산화 작용 등에 좋은 효능을 한다.

8. 도라지

한의학에서 도라지는 길경(桔梗)으로 호흡기계의 요약으로 쓰인다. 특히 배농, 거담, 진해, 편도선염, 천식, 기관지염, 늑막염 등에 효과가 뛰어나다.

도라지의 주요 약리성분은 트리테르페노이드(triterpenoid)계의 사포닌으로 진정, 해열, 진통, 진해, 거담, 혈당강하, 콜레스테롤 대사개선, 항콜린, 항암작용 및 위산분배 억제효과 등 여러 약리효과가 있는 것으로도 알려져 있다.

동의대 한의과대학 연구 결과 도라지 추출물이 특정 유전자의 발현 조절을 통하여 암세포의 증식을 강력히 억제하였으며, 이는 암세포 자살(apoptosis) 유발과 연관성이 있음을 알 수 있다.

9. 홍삼

국제학술지 「Cancer Letters(2018년 1월)」에도 게재된 서울대학교 약학대학 이호영 교수 연구 결과를 보면 "홍삼의 파낙시놀 성분이 폐암 예방 및 치료에 효과"가 있다고 했다.

홍삼의 사포닌 성분이 아닌 폴리아세틸렌계 화합물인 파낙시놀 성분이 항암에 직접적으로 효과가 있다고 밝혀진 것은 이번이 처음이다.

윤택구 전 원자력병원장 팀의 연구 결과에도 홍삼에서 추출한 사포닌계 물질인 Rh2, Rg3, Rg5가 폐암 전단계인 폐선종 발생률을 낮춘다고 한다.

10. 미역

국립암센터 국제암대학원대학교 김지미·김정선 박사팀이 해조류 섭취가 대장암 발병에 미치는 영향을 분석한 결과, 다시마와 미역이 대장암 발생 위험을 각각 42%, 18% 낮추는 것으로 나타났다.

특히 미역귀에는 암세포를 예방하는 후코이단, 요오드, 알긴산 성분이 다량 함유되어 있어 신진대사를 활발하게 하고, 활성산소인 프리라디칼의 생성을 억제하고 중금속과 미세먼지를 체외로 배출시키는 효능이 있다.

따라서 비만 개선, 우울증 개선, 알츠하이머 개선, 모발 건강, 피부 건강, 콜레스테롤 억제 등의 효능을 한다.

11. 버섯

표고버섯, 새송이버섯, 양송이버섯, 느타리버섯 등 버섯의 주요 효능물질인 베타글루칸(β-glucan), 렌티난(lentinan)은 세포의 면역기능 활성화, 암세포 증식과 재발 억제, 혈당 강하, 혈중 콜레스테롤 감소, 지질대사 개선, 체지방 형성과 축적 억제 등을 한다.

12. 생강

생강은 한방의 소화제로 소화액 분비와 위장운동을 활발하게 해주는 성분이 있어 식욕을 돋워주고 소화를 촉진시킨다.

미국 암연구소에서 '암 예방에 효과가 있는 식품 48'을 발표하였는데 생강은 마늘과 함께 가장 예방효과가 큰 식품으로 선정되었다.

생강의 매운맛을 내는 성분인 진저롤(gingerol)과 쇼가올(shogaol)은 위암, 대장암, 폐암 등에 효능이 있는 것으로 알려져 있다.

미국 미시간대학교 종합암센터는 생강이 난소암 세포의 자연사를 유도하는 세포자살(apoptosis)과 암세포를 먹어치우는 자가 소화작용(autophagy)의 두 가지 역할을 한다고 보고했다.

13. 인삼

원자력병원 윤택구 박사 연구팀의 '인삼 복용과 암 발생 간 상관관계' 연구 결과, 인삼을 자주 복용할수록 암 발병 빈도가 더욱 낮아짐을 확인했다.

인삼의 사포닌은 몸 안에서 우수한 성분으로 변환돼 암세포를 죽이고 전이를 억제하는 효과를 보인다.

2001년 고려인삼학회에 발표된 논문 등에 따르면 암에 걸린 쥐에 진산을 투입한 결과 종양세포의 성장과 암세포의 전이는 각각 60%, 44%가량 억제되고, 골수모세포와 백혈구 수치는 각각 4.7배, 2배 증가한 것으로 나타났다.

14. 콩

미 컬럼비아 미주리대학 하리크리쉬난 교수팀 연구에 의하면 콩은 특히 유방암과 전립선암에 효과적이라고 한다.

콩에 함유되어 있는 대표 유효성분인 이소플라본의 생리적 작용은 세포 내 산화효소를 저해시키고, 암세포를 억제시키는 능력이 탁월하다.

15. 고추

어떤 연구에서는 고추의 매운맛을 내는 캡사이신은 위벽을 자극해 암을 유발할 수 있다 하였고, 또 다른 연구에서는 신진대사를 증진시키고 암 예방, 혈액순환 개선, 지방분해 등에 효과가 좋다고 했다.

대한암예방학회에서 선정한 암 예방 식품 정보를 보면 고추의 매운맛인 알칼로이드 화합물인 캡사이신은 항산화, 염증억제, 종양억제 효능을 한다고 한다. 캡사이신이 발암원 물질들의 대사 활성화를 억제하는 것이다.

그런데 한의학적으로 보면 고추는 매운맛을 내는 열성 식품으로 소음인 (少陰人)이나 태음인(太陰人)에게는 맞지만 소양인(少陽人)이나 태양인(太陽人)에게는 적합하지 않은 식품이다.

우유에 '이것' 넣어 마시면
소화흡수율이 높아진다

우유는 '하얀 보약'이라는 별명이 있다. 우유는 탄수화물, 단백질, 칼슘, 무기질, 공액리놀레산, 칼륨 등 영양이 풍부해서 완전식품이라고 한다.

하지만 우리나라 사람의 약 90% 정도가 우유가 맞지 않는 체질이란 건 다들 알고 있을 것이다. 우리나라 사람들은 유당 분해효소인 락타아제 분비가 잘 안돼서 그렇다. 그래서 우유를 마시면 소화가 잘 안되거나 설사하는 사람들이 있다.

그럼 우유와 함께 먹으면 속도 편하고 소화흡수도 잘 되는 찰떡궁합 식품은 무엇이 있는지 알아보자.

◆ 당근

당근을 우유에 넣어 갈아 마시면 좋다. 당근에 함유된 라이코펜 성분은 지용성 물질로 기름에 잘 용해된다.

따라서 우유에 포함된 유지방에 잘 녹기 때문에 함께 마시면 서로 시너지 효과를 일으켜 유용성분 흡수와 소화를 도와준다. 아주 제대로 만난 찰떡궁합이다.

◆ 꿀

우유에 꿀을 넣어 마시면 프로바이오딕스의 먹이인 프리바이오틱스를 잘 만들어 낸다. 꿀에 포함된 올리고당과 탄수화물이 위장에 유익한 박테리아 활동을 촉진하기 때문이다.

여러분은 우유 하면 무엇이 제일 먼저 생각나는가? 그렇다, 칼슘이다.

꿀은 우유에 다량 함유된 칼슘이 체내로 흡수되는 것을 돕는 훌륭한 조력자이다. 그뿐인가, 꿀과 우유는 아주 쿵짝인 것이 둘이 만나서 트립토판을 촉진시킨다. 트립토판은 멜라토닌 합성을 도와 불면증 개선에 큰 효과가 있다.

불면증이 있는 사람들은 잠자기 1시간 전쯤 우유 300mL에 꿀 1숟가락을 넣어 따뜻하게 마셔보자.

◆ 강황가루

강황은 천연 항산화제로 불리는 커큐민이 주성분이란 것은 잘 알 것이다. 커큐민은 활성산소 제거, 각종 염증 제거, 면역력 증진, 항암효과까지 뛰어나다.

하지만 체내 흡수율이 채 1%도 안 되는 것으로 알려져 있다. 그런데 우유에 넣어 마시면 체내 흡수율이 높아진다. 또한 강황은 성질이 따뜻해서 우유의 찬 성질을 중화시켜 주는 찰떡궁합 식품이다.

그런데 솔직히 우유에 강황을 섞으면 그리 맛있진 않을 것 같다. 그래서 우유 250mL에 강황가루 7g, 꿀 5g, 단호박 삶아 으깬 것 10g 정도를 넣어 함께 먹으면 아주 먹을 만해진다.

◆ 토마토

토마토에 함유된 비타민 K가 우유의 칼슘을 잡아서 체외로 빠져나가는 것을 막아준다. 또한 토마토에는 라이코펜 성분이 풍부하다.

라이코펜은 우유에 함유된 유지방에 잘 녹기 때문에 함께 먹으면 서로서로 시너지 효과를 낸다. 이때 토마토를 전자레인지에 1분 정도 돌려서 우유 250mL에 토마토 30g 정도를 넣어 갈아 먹으면 더욱 효과를 높일 수 있다. 토마토의 라이코펜은 열과 지방에 잘 녹기 때문이다.

하얀 보약, 우유를 마실 때는 되도록 우리나라 원유로 만든 K-Milk를 마시길 권한다. 우유 용기 뒷면에 보시면 K-Milk 마크가 있다.

◆ 옥수수

옥수수는 우유와 함께 섭취하면 좋은 음식이라고 알려져 있다.

옥수수에는 각종 비타민이 풍부해 체력 증진과 피부 미용 등에 효과가 있고, 식이섬유가 많아 변비 예방에도 좋은 건강식품이다.

그런데 옥수수에는 단백질이 적게 함유돼 있다. 따라서 우유와 함께 먹으면 우유 속 양질의 단백질이 옥수수의 부족한 단백질을 보완해 준다. 옥수수와 우유를 곁들여 먹거나 옥수수에 우유를 넣어 수프를 끓여 먹어도 좋다.

◆ 감자

감자는 우유에 부족한 비타민 C가 풍부해 함께 먹으면 궁합이 잘 맞는 식품이다.

　감자는 '땅속의 사과'라 불릴 정도로 비타민 C가 사과의 3배나 높다.

　그런데 비타민 C나 비타민 B1 등이 체내에서 잘 흡수되려면 비타민 A가 필요하다. 그래서 비타민 A가 풍부한 우유와 함께 먹으면 서로 시너지 효과를 낸다.

만병통치약 '마늘'의 효능을 제대로 보려면

한의학에서는 마늘을 '일해백리(一害百利)' 약재라고 부른다. 한 가지가 해롭고 100가지가 이로운데, 해로운 한 가지는 냄새이다.

한국은 세계적으로 마늘을 가장 많이 섭취하는 나라로, 2017년 기준 한 사람이 1년간 6.2kg 정도를 소비한다고 한다.

마늘이 타임지에 의해 '세계 10대 슈퍼 푸드'로 선정될 정도로 건강식품 으로 각광받고 있는 이유는 주요 성분인 알리신(allicin) 때문이다.

알리신은 비타민 B1의 체내 흡수율을 높여줄 뿐만 아니라 항피로 비타민 으로 불릴 만큼 피로를 이기는 데 도움을 주는 영양소이다.

알리신은 강력한 항생제로 알려진 페니실린보다 살균력이 100배 이상 강하여 대장균, 곰팡이균, 이질균 등 다양한 유해균을 없애고 세균의 발육 을 억제한다. 그뿐만 아니라 암세포가 늘어나는 것을 막고, 암 예방에 도움을 준다는 연구 결과도 많다.

또 혈액 중의 콜레스테롤을 낮추어 줌으로써 혈액순환을 촉진해 동맥경
화 및 심장병을 억제하고 혈당을 떨어뜨리는 데도 도움이 된다.

미 국립암연구소(NCI)는 항암효과가 있다고 알려진 식재료 48가지를 비
교 정리하여 발표하였는데 그중 마늘이 최고로 꼽혔다.

□ 마늘 어디에 좋을까?

◆ 신장기능 강화

신장의 양기 강화 및 부신기능 증강으로 정력 증강과 강장 작용에 최고
이다.

마늘엔 셀레늄과 스코르디닌이 풍부해서 부신 해독작용, 호르몬 분비촉
진, 세포 활력촉진 등을 시키기 때문이다.

남성뿐 아니라 마늘은 여성의 자궁 생식계에도 놀라운 효능을 하는데 자
궁냉증, 자궁허증 등 생식계 전반과 만성 전신냉증, 수족냉증 등에 큰 도움
을 준다.

◆ 심장질환, 뇌혈관질환

알리신과 지질이 다량 함유되어 피를 맑게 하고, 혈액순환을 촉진하여
동맥경화, 심부전증, 뇌일혈, 뇌출혈, 혈전 등에 효능한다.

◆ 고혈압

고혈압 치료에는 혈압강하제가 투여되지만 부작용이 우려되기 때문에

가급적 식품으로 조절할 수 있으면 가장 좋다.

마늘에는 칼륨과 알리신 성분이 풍부하여 혈중 나트륨을 배출시키고, 혈관을 확장시키고 혈액의 흐름을 원활히 하여 고혈압 개선, 고지혈을 개선하는 효과가 있으며 저혈압도 안정시킨다.

실제 호주 애들레이드 대학 카린리드 박사 연구에 의하면 조절이 어려운 고혈압 환자에게 마늘의 알리신 보충제를 투여한 결과 수축기혈압을 상당히 떨구는 것으로 나타났다.

◆ 당뇨병

마늘의 알리신이 체내의 비타민 B6와 결합하여 췌장의 세포를 자극해 인슐린 분비 활성화로 당뇨 개선 등을 한다.

◆ 항암작용

마늘은 한방 항생제이다. 옹절종독, 해독, 소종한다.

마늘의 알리신 성분이 강력한 살균작용을 하는데 테라마이신이나 페니실린보다 훨씬 강력한 살균력이 있다.

세계적 권위를 자랑하는 미국 국립암연구소(NCI)도 마늘이 각종 암을 예방한다는 발표를 하였다.

◆ 만성피로 회복

극도로 피곤하고 기력이 없을 때 병원에 가면 마늘 주사를 맞으라고 권유받은 적이 있을 것이다.

알리신 성분이 빠르게 탄수화물을 분해하여 에너지를 만들어 ATP를 증강시킨다. 신진대사 촉진, 피로 회복이 되는 것이다.

◆ 폐 기능 및 호흡계 기능 강화

알리신, 알리인, 치오에틸 성분이 미세먼지, 매연, 환경호르몬, 중금속 등
을 제거하여 아토피, 알레르기, 비염, 천식, 유행성 감기, 바이러스 퇴치 등
을 한다.

◆ 위장건강, 대장건강

알리신 성분이 위 점막을 자극하여 위액 분비를 촉진시키고, 헬리코박터
균 활성 억제도 시킨다. 대장 정화작용으로 독소배출을 시켜 면역력을 증
강시킨다.

또 해산물 식중독을 예방하는데 예부터 해산물을 먹을 때 마늘을 함께
먹는 이유이다.

◆ 면역력 증강

마늘의 강한 냄새는 '알리신' 때문인데, 알리신은 살균과 항균작용을 해
서 감기를 예방하고 면역기능을 높이며, 세포를 늙게 하는 활성산소를 제
거하는 항산화 효과가 뛰어나다. 또한 항피로 비타민이라고 불리는 비타민
B1과 '아연'이 함유되어 있어 면역기능 향상과 세포재생 효과를 높인다.

□ 복용방법

◆ 마늘조청

① 깐 마늘 500g, 껍질 까지 않은 생강 50g, 생마 150g, 조청 200g을 준비
   한다.

② 깐 마늘, 생강, 생마를 믹서로 곱게 간다.

③ 간 재료를 가장 약한 온도로 반쯤 줄 때까지 서서히 졸이다가 조청을 넣고 3분 정도 더 졸인다. 농도는 개인의 취향에 맞춰 조절하면 된다.

④ 일주일 숙성시킨 뒤 아침저녁으로 한 숟가락씩 복용한다.

◆ 꿀마늘

① 깐 마늘 500g, 껍질 깐 생강 100g, 씨 제거한 대추 50g, 꿀 150g을 준비한다.

② 깐 마늘, 생강, 대추는 믹서로 곱게 간다.

③ 간 재료를 가장 약한 온도로 반쯤 줄 때까지 서서히 졸이다가 꿀을 넣고 3분 정도 더 졸인다. 농도는 개인의 취향에 맞춰 조절하면 된다.

④ 일주일 숙성시킨 뒤 아침저녁으로 한 숟가락씩 복용한다.

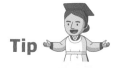
Tip

- 큰 수술을 앞둔 사람은 복용에 주의할 것

마늘의 알리신 성분이 아스피린과 비슷한 효능을 하게 되어, 혈전분해 기능을 하기 때문이다. 수술 후 혈액이 응고되는 속도가 늦어질 수 있으니 수술 2주일 전에는 복용을 삼가라.

04
만성 소화불량, 위염, 위궤양, 속 쓰림
– 양배추로 효과 보기

많은 사람이 양배추즙이 위장병에 효능이 좋다고 알고 있는데 사실일까?

결론부터 말하면 위장병에 좋은 것은 맞지만 체질에 따라 약도 되고 독도 된다. 양배추는 미국 타임지가 선정한 3대 장수식품으로 위암, 대장암, 방광암을 비롯해 각종 암을 예방한다. 또한 만성 위장병, 위궤양, 위염, 위출혈 등을 개선하고 위 점막 생성을 한다.

그 외에도 혈전, 고혈압, 혈액순환, 피부세포 재생, 뼈관절 건강 등에 좋다.

그중에서 특히 위궤양 치료 효능에 아주 좋은데, 이는 양배추에 다량 함유된 비타민 U 성분 때문이다. 비타민 U는 위궤양 치료, 위장관 내 세포 재생, 위염, 위출혈, 위 점막 생산에 으뜸이다. 특히 양배추의 푸른 부분은 절대 버리지 말라.

설포라판 성분이 동맥 내 혈전 생성을 억제하고 피를 맑게 하고 혈행을 개선시킨다.

그런데 이렇게 엄청난 효능을 가진 양배추가 한의학적으로 보면 성질이 찬 식품이다.

따라서 위장이 차서 생긴 질환인 만성 소화불량, 만성 체증, 위장 냉증 등을 가진 사람들에게는 그다지 좋지 않다.

그 대신 위장과 간담에 열이 많아서 생긴 위장병인 위염, 위궤양, 역류성 식도염, 위산 과다, 속 쓰림 등의 위장병을 가진 사람들에게는 좋다.

필자가 다니는 뷰티살롱에 예쁜 미혼 헤어디자이너가 있는데, 자기가 위장이 안 좋아 양배추즙을 먹었더니 자꾸 속이 울렁거리고, 쓰리고, 부은 느낌이 들더란다. 양배추가 위장병에 좋대서 먹었는데 도대체 왜 그러냐고 묻는다.

딱 보니 소음인에 위장과 비장뿐 아니라 체질 자체가 냉체질로 보였다. 그러니 양배추가 맞을 리 없다.

하지만 양배추와 꿍짝 궁합이 잘 맞는 식품들을 제대로만 맞춰 복용하면, 위장이 찬 사람도 위장에 열이 많은 사람도 복용할 수 있다.

□ 위장에 열이 있을 때

위장에 열이 있는 사람들에게 주로 나타나는 증상으로 위궤양, 위염, 역류성 식도염, 속 쓰림, 화끈거림, 위산과다, 구취 등이 있다.

◆ **생양배추 주스 복용법**

① 생양배추 90g, 생무 5g, 생브로콜리 3g, 생강 2g을 혼합한다.

② 요구르트나 생수 200mL를 넣고 곱게 간다.

③ 식사 30분 전에 100mL씩 복용한다.

◆ **양배추즙 복용법**

① 생양배추 900g, 생무 50g, 생브로콜리 30g, 생강 20g을 혼합한다.

② 물 3L를 넣고 1시간 달여 즙으로 짠다.

③ 냉장 보관하고 식사 전에 100mL 정도씩 복용한다.

　　10일간 복용할 양이 된다.

□ 위장이 찰 때

위장이 찬 사람들은 증상으로 만성 소화불량, 찬 음식이나 밀가루 음식에 잘 체함, 잦은 설사, 하복부 냉증, 상복부 딱딱함, 전신 냉증 등을 겪는다.

◆ **찐양배추 주스 복용법**

① 양배추를 아삭할 정도로 살짝 데친 것 60g, 늙은 호박 삶은 것 30g, 대추 5g, 생강 5g을 혼합한다.

② 요구르트나 생수 200mL를 넣고 간다.

③ 식사 30분 전에 100mL씩 복용한다.

◆ 양배추즙 복용법

① 양배추 600g, 늙은 호박 300g, 대추 50g, 생강 50g을 혼합한다.

② 물 3L를 넣고 1시간 달여 즙으로 짠다.

③ 식사 30분 전에 100mL씩 복용한다.

위장이 찬 사람에게 늙은 호박이 좋은 이유는 양배추의 찬 성질을 중화 시키기 위함이다.

양배추는 젊은 처자처럼 쌀쌀맞은 기운을 지니고 있고, 늙은 호박은 할 망구처럼 푸근하고 따듯한 기운을 지니고 있어서, 음양의 궁합을 맞춰 위 장도 따듯해지고 위장병 효과도 보자는 것이다.

한의학에서는 반하사심탕, 생강사심탕, 대시호탕(열성자), 대건중탕(냉 한자) 등 만성 위장질환의 근본적인 원인을 치료할 수 있는 훌륭한 처방들 이 많다.

증세가 심한 사람들은 가까운 한의원에 가서 꼭 도움을 받기 바란다. 위 장이 편해야 만사가 편하다.

05
아침 간단히 먹고도
보약 되는 식품 10가지

아침은 꼭 먹도록 하자.

아침을 먹는 사람과 먹지 않는 사람은 어떤 차이가 있을까?

많은 연구 자료에 의하면 먹는 사람들에 비해 먹지 않는 사람들이 심장질환, 뇌질환, 당뇨병, 비만 등 질병에 걸릴 확률이 수십 배나 높은 것으로 나타났다.

여러분들도 이미 다 알 것이다. 그런데 왜 아침들을 거르나? 바빠서라고?

그럼 간단하게 먹고도 필요한 영양소는 충분하고, 속도 편안하고, 소화도 잘되는 식품은 무엇이 있는지 알아보자.

◆ 달걀

아침에 달걀 하나는 대표적인 단백질 공급원이다. '단백질 생체 이용성(bioavailable source)' 1위 식품이다. 반숙으로 먹는 것이 가장 소화흡수가 좋다.

달걀노른자엔 뇌 건강, 간 건강, 신경 발달에 필수영양소인 콜린이 가득하다.

아침 공복에 먹으면 포만감이 있어 아침부터 과식하는 것을 막아주니, 아침에 먹기 딱 좋은 식품이다.

◆ 감자

감자야말로 아침 식품이다. 그 이유는 감자녹말엔 위를 보호해 주는 판토텐산 물질과 비타민 C, 칼륨 등이 풍부하게 함유돼 있기 때문이다. 감자에는 비타민 C가 사과의 3배 들어 있다.

나트륨의 배출을 도와 고혈압 조절, 혈당 조절에도 도움을 준다.

약 알칼리성 식품이라 아침 공복에 먹으면 위장을 자극하지 않아 편안하게 소화 흡수시킬 수 있다.

◆ 토마토

세계 모든 의사들이 가장 권장하는 식품이 바로 토마토이다.

"토마토가 붉어지면 의사 얼굴은 파래진다"라는 서양 속담이 있다. 아침 토마토는 혈압 조절이 된다. 혈압은 대부분 오후보다 오전에 더 높다.

토마토의 라이코펜, 베타카로틴, 루테인 등의 항산화 물질이 혈압을 낮춰준다.

특히 소화력이 약한 사람들은 아침에 토마토 한 개씩을 먹어보라. 정말 '굿'이다.

단 토마토를 프라이팬에 살짝 굽거나 전자레인지에 1분간 돌려서 익혀 먹자. 토마토를 열에 익히게 되면 라이코펜은 체내 흡수가 더 쉬운 형태로 바뀌기 때문에 흡수율이 최대 160%까지 늘어나게 된다. 라이코펜은 노화 방지뿐 아니라 항암효과를 내는 영양소이다.

◆ 당근

'땅속의 주황색 보석'이라 불리는 당근은 아침 공복에 먹으면 혈당 조절하기에 딱인 식품이다.

당근은 바쁜 현대인들 아침 대용식품으로 정말 훌륭하다. 먹기에 간편하면서도 맛도 지나치게 강하지 않아 몇 조각 잘라서 출근길 차 안에서 먹기 좋다.

당근엔 비타민, 베타카로틴, 섬유소가 풍부해서 노화방지, 장 건강 강화, 면역력 증진, 배변촉진, 각종 암 예방, 항산화작용, 간 건강 강화, 시력 강화를 시킨다.

◆ 요구르트

아침에 요구르트 한 잔 어떤가.

비피더스균 증식, 유해균 감소, 나쁜 콜레스테롤 수치 저하, 위장내벽 보호 효능을 한다.

요구르트는 밤에는 되도록 마시지 않는다. 밤새 위장운동을 활발하게 하기 때문에 숙면에 방해가 된다. 아침에 먹어야 장과 뇌가 활발해진다.

◆ 사과

다 알다시피 아침에 먹는 사과는 보약이라 한다.

사과 속 펙틴이 장 건강과 배변 활동을 도와, 아침에 사과 한 개를 먹으면 장을 깨끗이 비워 장속 나쁜 균을 배출시킨다. 그러면 대장 건강, 혈압상승

억제 효과를 한다.

◆ 견과류

아침 공복에 견과류를 적당히 섭취하면 위장 내 PH 밸런스를 맞춰준다.

견과류의 건강한 지방인 불포화지방이 세로토닌(serotonin) 분비를 도와준다. 세로토닌은 사람을 행복하게 하는 물질이다. 아침 공복에 견과류를 적당히 먹으면 하루가 행복해진다.

단 견과류의 불포화지방은 공기에 쉽게 산화되므로 꼭 냉장고에 보관해야 한다.

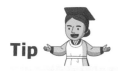

Tip

- 양배추를 아침에 먹으라고 권하는 사람도 있는데 필자는 반대!

양배추는 성질이 찬 식품이기 때문에 아침부터 양배추를 빈속에 먹는 것은, 특히 날것으로 먹는 것은 위장에 좋지 않다. 동양인은 서양인에 비해 비·위·장계가 찬 편이다. 양배추의 비타민 U 성분이 위장 점막재생 및 위벽보호를 해서 위염, 속 쓰림, 위궤양 치료를 한다는 것은 미국에서 서양인들을 대상으로 한 연구 결과이다.

다만 우리나라 사람들 중 위염, 위궤양, 속 쓰림으로 고생하는 사람들이라면 먹어도 된다.

폐, 호흡기, 기관지 대청소 식품 10가지

코로나-19 사태로 인해 일반인의 폐, 호흡기, 기관지 건강에 대한 관심이 더욱 커졌다. 유행성 바이러스, 세균, 미세먼지 등은 코에서 걸러지지 않고 바로 폐에 흡수되어 염증과 각종 질환을 유발하기 때문에 매우 위험하다. 따라서 호흡계 건강에 도움이 되는 한약재와 식품에 대한 관심도 높아지고 있다.

그럼 폐 건강, 호흡기 건강, 기관지 건강, 면역력 증진에 효능이 우수한 '식약동원(食藥東原)'이 되는 식품 10가지에 대해 알아보겠다.

◆ 물

가장 좋은 폐 건강 지킴이는 바로 물이다.

감기에 안 걸리려면 집 안에 가습기를 틀라고 하지 않는가? 폐, 기관지 등 호흡기는 항상 촉촉한 걸 좋아한다.

호흡기 점막이 건조하면 바이러스나 세균 등이 달라붙어 질환이 되기 쉽다. 점막이 촉촉해야 미세먼지, 세균 등이 호흡기에 쌓이지 않고 잘 배출된다.

* 복용방법

하루 적정 수분 섭취량은 '자신의 체중×0.03'으로 환산한 양이다.

예를 들어 70kg인 사람은 하루 약 2리터의 물을 하루 종일 나누어 마시면 된다.

◆ 도라지

폐에는 뭐니 뭐니 해도 단연코 도라지가 최고다.

한의학에서는 도라지를 길경(桔梗)이라고 부르며 폐 질환을 치료하는 넘버1 약재이다.

도라지의 쓴맛을 내는 사포닌(saponin)과 이눌린(inulin) 성분이 기관지 점액 분비를 촉진해서 기침, 가래, 기관지염, 해수, 천식, 발열, 편도선염 등을 예방하고 치료한다.

* 복용방법

말린 도라지와 대추를 1:1로 해서 차로 마시거나, 도라지와 조청을 1:1로 갈아서 약한 불에 20분간 끓여 하루 숙성한 뒤 도라지조청1 : 물3 비율로 희석해 먹는다.

◆ 무

무는 가격도 싼 편이고 너무 흔해서 약재로서 제대로 대접을 못 받는 경우가 흔하다.

한의학에서 무는 폐, 호흡기에 명약이다. 폐는 열이 나거나 건조한 걸 아주 싫어한다.

무는 성질이 차고 수분이 많아 폐에 쌓이는 열을 식혀주고, 진액을 보충해서 호흡기를 촉촉하게 한다. 따라서 진해, 거담, 배농, 해열 작용이 훌륭하다.

* 복용방법

무와 조청을 1:1 비율로 갈아 20분 정도 약한 불에 졸여 24시간 숙성시킨 후 하루에 무조청1: 물3 비율로 희석해 먹는다.

◆ 늙은 토종 호박

늙은 호박 세 개만 달여 먹으면 기침, 가래, 감기 예방 모두 거뜬하다.

늙은 호박은 기관지와 폐 보호에 효능이 뛰어나고, 폐 기능을 활성화해주고, 니코틴 해독과 더불어 가래를 멈추게 한다.

* 복용방법

늙은 호박 700g, 사과 300g, 조청 400g, 생강 100g을 믹서로 곱게 간다.

양이 반 정도 줄 때까지 약한 불로 졸인다.

잼이 완성되면 뜨거울 때 소독한 병에 넣어 뚜껑을 잠그고 거꾸로 세워 식힌 다음 보관한다. 물에 적당량을 희석하여 먹는다.

◆ 호두, 호두기름

한의학에서 호두와 호두기름은 보허약(補虛藥)으로 폐나 기관지가 허약한 사람들에게 보약으로 쓴다. 『동의보감』에서 호두에는 약간의 독소가 있다고 했으니 살짝 쪄서 먹는 것이 좋다.

호두를 살짝 쪄서 먹거나, 3번 찌고 말려서 기름으로 짜서 하루 1티스푼
씩 공복에 먹는다.

◆ 생강

생강은 폐와 기관지의 손상된 조직을 회복시키는 데 큰 효과가 있다.

폐와 기관지의 냉기를 발산시켜 담을 제거하고, 풍한습비(風寒濕痺)를
없애고, 천식을 다스린다.

생강의 알싸하고 쌉싸름한 매운맛을 내는 진저롤(gingerol)과 쇼가올
(shogaols)은 항산화 성분으로 살균, 항염, 면역력 증강 등 호흡계 건강에
효과가 우수하다. 진저롤과 쇼가올은 열을 가하면 이 성분의 효과가 10배
나 강해진다.

* 복용방법

생강 500g, 조청 500g을 믹서로 곱게 간 후, 양이 반으로 될 때까지 약한
불에 졸인다.

잼이 완성되면 뜨거울 때 소독한 병에 넣어 뚜껑을 잠그고 거꾸로 세워
식힌 다음 보관한다. 물에 적당량을 희석하여 먹는다.

◆ 배

배 또한 기관지염, 기침, 가래, 해열에 도움을 준다. 자연산 돌배면 더
좋다.

그런데 배에는 칼륨이 많으니 칼륨 농도가 잘 조절되지 않는 콩팥병 환
자는 섭취에 주의하여야 한다.

* 복용방법

생강 500g, 조청 500g을 믹서기로 곱게 양이 반으로 될 때까지 약한 불
에 졸인다.

잼이 완성되면 뜨거울 때 소독한 병에 넣어 뚜껑을 잠그고 거꾸로 세워
식힌 다음 보관한다. 물에 적당량을 희석하여 먹는다.

◆ 토마토

토마토의 '라이코펜' 성분은 대표적인 항산화 물질로 유해 활성산소를 감
소시켜 폐 손상을 억제하고 폐 질환을 예방한다.

라이코펜은 익혀서 기름과 같이 먹어야 체내 흡수율이 높기 때문에 올리
브오일 등에 익혀서 먹는다.

◆ 모과

모과는 감기를 예방하고 피로 회복에 효능이 우수하다.

한방에서는 감기, 기관지염, 폐렴 등 기침을 심하게 할 때 모과가 들어간
약을 처방한다.

◆ 브로콜리

브로콜리는 폐, 기관지를 청소한다. 브로콜리의 '설포라판'이라는 유황화
합물이 미세먼지, 공해물질, 흡연 등으로 폐에 달라붙은 세균, 찌꺼기를 씻
어낸다.

또한 브로콜리의 비타민 C와 베타카로틴은 항산화 물질로 폐세포 건강,
감기 예방, 면역력 증강에 최고이다.

07

양파 먹고 3마리 토끼 한 번에 잡기

1타 3피, 3마리 토끼를 한 번에 잡는 양파 복용방법을 알아보겠다.

속을 알 수 없는 사람을 양파 같다고 한다. 양파의 엄청난 효능이야말로 까도 까도 끝이 없다.

'차이니스 패러독스(Chinese Paradox)'란 말을 들어보았는가? 중국 사람들이 볶고, 튀기고, 고기를 엄청 먹는데도 다른 나라 사람보다 심장 질환, 고지혈증, 혈전, 고혈압 등에 걸리는 확률이 낮다는 것에서 유래된 말이다. 그 이유는 양파를 많이 먹어서 그렇다는 것이다.

그래서 오늘은 양파로 심혈관 질환, 고혈압, 당뇨 잡는 방법과 함께 날것, 볶은 것, 즙, 탕 등등 도대체 양파를 어떻게 먹어야 3마리 토끼를 잡을 수 있는지 알아보겠다.

◆ 심혈관·뇌혈관 질환

양파는 혈액을 깨끗이 해주는 걸로 유명하다. 얼마나 효과가 좋으면 혈관청소부라 하겠는가.

양파의 대표 생리활성 물질은 퀘르세틴(quercetin)이라는 항산화 물질이다. 따라서 혈관이 산화되는 것을 막아준다.

그러면 혈관이 산화되는 것은 왜 위험할까? 혈관이 산화되면 마치 수도관이 녹슨 것처럼 혈관 벽에 찌꺼기들이 생긴다. 이런 찌꺼기들이 혈관을 타고 돌아다니다가 심혈관과 뇌혈관, 신장혈관 등 어디든 막아버리면 심각한 질병을 초래한다.

그런데 양파의 퀘르세틴 성분이 혈관 속 찌꺼기를 녹여주고, 혈관을 튼튼하게 만들어 혈관 노화를 방지하는 것이다.

한국기능식품연구원에 따르면, 양파는 물에 달인 추출액보다 잘게 갈아낸 분말 속에 더 많은 영양분을 함유하고 있다고 한다. 양파 분말의 플라보노이드, 칼슘 등은 추출액 대비 최대 10배 이상 많다.

따라서 양파즙보다는 생 양파를 김치나 무침으로 먹거나 과일 등과 함께 갈아서 섭취하시는 것이 좋겠다.

◆ 고혈압 예방 및 혈압 강하

양파는 고혈압을 낮추는 효과가 뛰어난 식품이다.

양파를 생것으로 먹으면 알싸하게 맵다. 이 매운맛이 바로 알리신(allicin) 성분으로 혈액 속 콜레스테롤을 낮춰주고, 혈관을 확장시키고, 혈액이 응고되는 것을 막아주고, 혈액순환을 시켜 고혈압, 고지혈증, 동맥경화 예방 효과가 있다.

또한 알리신은 일산화질소를 배출해 혈관의 강직성을 떨어뜨려 혈압을 낮추는 효과가 있으며, 혈소판이 엉기는 것을 방지하고 혈관 내의 섬유소 용해작용을 도와주기 때문에 혈전이나 뇌졸중 위험을 감소시켜 주기도 한다.

양파에는 퀘르세틴이라는 생리물질도 풍부하여 체내 지방과 콜레스테롤 축적을 억제하여 고혈압 예방에 탁월하다고 알려져 있다. 또한 퀘르세틴은 활성산소와 과산화지질로부터 세포가 공격당하는 것을 막아주는 역할을 하며, 세포의 염증 및 상처를 회복하는 데 효과가 있다.

중국『본초강목』과 우리나라『동의보감』에서 양파는 고혈압, 황달, 고열성 질병, 담석, 오장에 효능이 있고 중풍 치료에 잘 듣는다고 기록되어 있다.

특히 자색 양파에는 일반 양파에 비해 콜레스테롤 억제를 도와주는 영양소가 2배나 들어 있으며, 안토시아닌 성분이 있어 활성산소 때문에 생길 수 있는 각종 질병으로부터 우리 몸을 보호할 수 있다.

그런데 양파를 볶거나 양파즙을 내게 되면 매운 성분이 다 날아가는데 어쩌나? 고혈압에 효능을 보려면 매일 조금씩 날것으로 먹거나 당 지수(GI)가 낮은 과일과 샐러드나 주스로 만들어 먹는 것이 좋다.

◆ 당뇨 예방 및 개선

양파는 까도 까도 속이 안 보인다고 속을 모르겠는 사람을 양파에 비유한다. 양파는 보통 8겹으로 껍질에서 속으로 들어갈수록 영양성분이 줄어든다.

양파가 당뇨 개선에 미치는 중요한 생리활성 물질은 크롬(chromium)과 퀘르세틴(quercetin)이다.

크롬은 포도당 대사의 항상성을 유지하는 미량 무기질이며, 인슐린 작용을 촉진해 주므로 혈당 조절에 도움이 된다. 인슐린이 만들어지려면 지방대사가 이루어져야 하고, 지방대사가 이루어지려면 크롬이라는 성분이 인슐린 분비를 촉진시켜야 한다.

쿼르세틴은 혈관의 노폐물을 제거하는 데 탁월하고, 혈액을 맑게 해서 혈관 속 염증을 잡아주기 때문에, 혈당수치를 조절하는 데 무척 도움이 된다.

연세대학교 세브란스병원 김선호 교수팀에 의하면 고혈당 유도 쥐에게 양파 추출물을 투여한 결과, 혈당이 19%나 떨어졌다고 한다.

쿼르세틴과 크롬은 속겹보다는 겉껍질로 갈수록 풍부하다. 가장 속겹과 가장 겉껍질의 유용성분 함량 차이는 100~300배나 된다고 한다. 그러니 양파 껍질은 절대 버리면 안 된다. 양파 껍질은 대충 우려서는 유용성분들이 충분히 추출이 안 되기 때문에, 1시간 이상 충분히 끓여야 한다.

그런데 양파즙 과다복용 시 부작용이 걱정된다면 걱정 안 해도 된다.

전문가들 의견으로는 부작용이 생기려면 하루에 5~10kg 정도 먹어야 한단다. 하루 2~3팩 먹어 부작용을 겪을 일은 전혀 없다. 다만 위장이 약한 사람들은 빈속에 먹지 않는다.

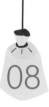

커피, 건강하게 마시는 꿀팁

커피가 건강에 좋다 나쁘다 의견들이 분분하다.

건강을 떠나 커피는 참 매력적인 기호식품이다. 그 이름만 들어도 로맨틱하고, 멜랑콜리하고, 센티멘털해지고, 왠지 세상 모든 사랑이 시작되거나 썸을 타는 장면에는 커피가 꼭 있어야 할 것 같은 느낌적인 느낌이다.

전 세계적으로 '커피가 건강에 미치는 영향에 관한 연구'는 수천 건에 이른다. 그런데 연구 결과가 긍정과 부정으로 항상 엇갈린다.

그래서 커피 자체가 건강에 좋냐, 나쁘냐보다 기왕 마실 것이라면 건강하게 마시는 방법을 알려드리겠다. 커피를 권장하는 것은 아니니 오해 없기 바란다.

아래 질환을 갖고 있는 사람들은 커피를 마시면서도 늘 찜찜했을 것이다. 앞으로는 커피를 마실 때 '이것'을 타서 같이 마셔보라.

◆ 당뇨질환이 있는 사람

당뇨가 있는 사람들은 시나몬 커피를 마시거나 종이필터에 거른 핸드드립 커피를 마시라.

당뇨질환이 있는데도 커피가 자꾸 당기는 사람들, 병원에 가면 의사가 커피의 카페인이 혈당수치를 높이므로 절대 먹지 말라고 할 것이다. 그런데 사람 심리가 먹지 말라면 더 먹고 싶어진다.

정 마시고 싶을 때는 시나몬 커피를 마시자. 계피는 혈당수치를 낮추는 효능이 있으므로 커피만 마시는 것보다는 혈당수치 조절에 도움이 되고 맛도 아주 좋다.

커피를 종이필터로 거르게 되면 지방 성분이 95%까지 걸러지며, 지방이 걸러진 커피는 오히려 당뇨를 예방한다고 한다. 커피 속의 대표적인 항산화 성분인 '클로로겐산'이 혈당수치를 떨어뜨리는 역할을 하기 때문이다.

* 마시는 방법

커피를 종이필터로 거른 후 커피 한 잔에 계피가루 반 티스푼 정도 탄다.

◆ 고혈압, 심장질환이 있는 사람

고혈압 등 혈관 관리가 필수인 질환이 있는 사람은 종이필터에 거른 핸드드립이나, 종이필터가 있는 커피머신으로 만들어진 커피를 마시는 게 좋다.

기계로 추출한 커피에는 고소한 향과 맛을 내는 거품이 함께 내려진다. 이 거품을 '크레마'라 부르는데 크레마는 지방 성분으로 이뤄져 혈관질환을 앓는 사람에게 좋지 않다. 커피를 종이필터에 내리면 크레마 지방 성분의 95%가 걸러진다.

* 마시는 방법

커피를 종이필터로 거른 후 무가당 코코아 2티스푼을 섞어 마신다.
코코아의 항산화 물질은 고혈압과 심장질환 위험을 감소시킨다.

◆ 골다공증, 관절질환이 있는 사람

골다공증, 관절염이 있거나 뼈 등이 약한 사람은 커피를 우유와 섞어 마
셔라.

세계 최초로 두 개 분야에서 노벨상을 수상한 천재과학자 라이너스 폴
링 재단의 연구에 따르면 "커피 한 잔이 약 5mg의 칼슘 흡수를 방해한다"
고 한다.

커피를 많이 마시는 이탈리아 사람들은 모닝커피엔 되도록 우유를 섞어
마시는 것으로 칼슘 보충을 한다고 한다.

* 마시는 방법

우유 250mL에 꿀 1티스푼을 넣어 전자레인지에 1분간 돌려 거품을 낸다.
거품 맨 우유에 커피 반잔을 최대한 잔 가운데에 서서히 부어주면 아주
부드럽고 맛있는 커피라테가 된다.

◆ 신장이 약한 사람

신장이 약한 사람들은 저분자 콜라겐을 커피에 넣어 마셔라. 콜라겐은
뼈와 관절 튼튼 박사이다.

연세의대 신장내과 한승혁 교수팀이 국제학술지 미국의학저널
(American journal of medicine) 최근호에 발표한 자료에 의하면 "커피를 하
루 한 잔씩 마신 사람은 커피를 전혀 마시지 않은 사람에 견줘 만성 콩팥병

발병 위험이 24% 낮은 것으로 평가되었다"고 한다.

다만 프림이 들어가는 믹스커피의 경우, 신장 기능이 떨어진 만성 콩팥병 환자들에게 인수치를 높여 오히려 나쁜 영향을 미칠 수 있다고 조언했다.

신장이 약한 사람들에게는 모닝커피는 절대 안 된다. 모닝커피가 코티솔 (cortisol) 생산을 방해할 수 있다는 연구 결과가 있다. 코티솔은 부신피질에서 분비되고 사람이 활동할 수 있는 에너지를 각성시킨다. 그런데 모닝커피를 마시게 되면 카페인이 그 일을 대신해 준다. 그러면 부신피질은 어떤 반응을 보일까? 그렇다. '귀찮게 일 안 해도 카페인이 대신해 주네. 얼씨구나!' 하면서 코티솔 생산을 안 할 것이다.

* 마시는 방법

블랙커피 1잔에 저분자 콜라겐 분말 1티스푼을 넣어 거품기로 거품을 만든다.

커피 맛이 아주 부드럽고 색다르다. 설탕과 크림 양을 확 줄여도 된다.

◆ 역류성 식도염, 위궤양, 위염 등이 있는 사람

절대 빈속에 커피를 마시면 안 된다. 카페인이 위장 괄약근을 이완시켜 위산 역류의 원인이 된다.

또한 커피는 대부분 70도 이상 뜨겁게 마시는데, 이것이 식도암 유발의 원인이 될 수 있다. 가장 맛있는 커피 온도가 70도라고 하지만 위장 질환자들은 뜨겁게 마시는 것이 좋지 않다.

◆ 만성 소화불량, 위장냉증, 잘 체하는 사람

진저 커피를 마셔라. 커피에 생강가루를 넣은 것이다.

생강은 한의학에서 위장운동을 활발하게 하고, 위장을 따듯하게 하고. 소화력을 증강시킨다. 평상시 위장이 약하여 소화가 잘 안되는 사람들은 커피를 마시면 소화가 더 안되는 경험들이 있을 것이다. 커피를 마시게 되면 위장운동이 느려져서 그런 것이다.

* 마시는 방법

커피 1잔에 생강가루나 생강청을 1스푼 넣어 따듯하게 마셔라.

◆ 항암효과를 보시고 싶다면!

신맛 나는 커피를 마셔라. 커피의 폴리페놀이 항암, 항염 효능을 한다.

커피는 오래 볶을수록 신맛이 줄어들고 우리가 좋아하는 쓴맛을 낸다. 하지만 항암, 항염 효능을 하는 폴리페놀도 줄어들게 된다. 따라서 살짝 볶게 되면 커피에서 신맛이 나지만 폴리페놀 성분이 쓴맛 커피보다 20배 높다고 한다. 미국이나 유럽인들은 쓴맛 커피보다는 신맛 커피를 훨씬 즐겨 마신다.

커피에 녹차를 넣어 커피녹차 라테로 마시면 녹차의 카테킨 성분으로 항암효과를 더욱 높이는 데 도움이 된다.

* 마시는 방법

우유 250mL, 녹차가루 1티스푼, 커피 1티스푼, 꿀 1스푼을 전자레인지에 1분 30초 돌려 거품기로 거품을 낸다. 맛이 부드럽고 뒷맛이 깔끔하다.

09

감자, 이렇게 먹으면 보약

영양학자들은 감자를 '땅속의 사과'라고 부른다. 감자에는 비타민 C가 사과보다 무려 3배나 많이 들어 있기 때문이다.

감자는 예전부터 구황작물로, 가난한 백성들이 보릿고개에 식량이 떨어져 굶주릴 때쯤 하지 감자가 나오기 시작한다. 6월이 되면 가난한 농민들이 애타게 기다리던 생명의 젖줄이 주어지는 것이다.

감자를 대표적인 구황작물이라고 하는 이유는 짧은 생육기간 때문이다. 또한 감자는 고산지대와 기온이 차고 척박한 땅에서도 잘 자라, 쌀농사가 어려운 강원도에서 많이 심었다. 강원도를 감자바위라고 하는 연유이기도 하다. 필자도 고향이 강원도라 어려서부터 감자를 참 많이 먹고 자랐다.

대표적인 알칼리 식품으로 현대인들의 영양을 책임지는 감자는 섭취 방법에 따라 각종 질병 예방에도 좋다.

□ 감자의 효능

◆ 위장 건강

위염, 위궤양, 십이지장 궤양이 있는 사람들이나 술자리가 잦은 사람들, 식사시간이 불규칙한 사람들은 감자를 자주 먹는 것이 좋다.

감자는 알칼리성 식품으로 위 자극이 없고, 비타민 C와 판토텐산 성분이 풍부해서 위 점막을 튼튼히 하고, 위 세포재생을 촉진한다. 한 연구 자료에 의하면, 감자의 녹말이 위궤양 형성을 억제하는 효능이 있다고 한다.

아침 일찍 공복에 감자 한 개를 갈아 생즙을 낸 뒤 위의 물을 버리고 가라 앉은 앙금만 먹으면 위궤양 치료에 도움이 되고, 소화기능도 튼튼해진다.

◆ 면역력 증강

감자에는 비타민 C가 사과보다 3배나 많다고 했다. 또한 비타민 B1도 풍부하다. 특히 감자의 비타민 C는 열에 의한 손실도 적기 때문에 삶아서 먹어도 된다. 비타민 C는 피로회복, 피부미용, 면역력 강화 등에 도움이 되며, 철분흡수 촉진, 항산화 등의 효능이 있는 유익한 비타민이다. 따라서 면역력 증강, 항산화 작용, 체내 피로물질 분해 등에 탁월한 효능을 한다.

그런데 비타민 C나 비타민 B1 등이 체내에서 잘 흡수되려면 비타민 A가 필요하다. 그래서 삶은 감자를 먹을 때는 비타민 A가 풍부한 식품과 함께 먹으면 시너지 효과를 낸다. 대표적으로 우유, 달걀, 당근, 호박 등이 있다.

◆ 당뇨병 예방

감자는 식이섬유가 풍부한 알칼리성 식품이다. 중간 크기의 감자 하나에는 약 4.7mg의 식이섬유가 함유되어 있다. 당뇨환자의 충분한 식이섬유 섭취는 장내 환경개선, 내장질환 예방, 변비해소, 혈당조절 등에 도움이 된다.

먹은 양에 비해 큰 포만감을 주기 때문에 다이어트 식품으로도 활용할 수 있다.

감자는 탄수화물 수치가 밥이나 고구마보다 낮고 소화는 서서히 이루어져 쌀밥처럼 혈당치의 급상승이 일어나지 않으며 비타민 C가 풍부하게 들어있다. 비타민 C가 부족해지면 인슐린 생산이 감소하므로 당뇨병 환자의 주식으로도 가장 이상적이다.

갈수록 늘어나고 있는 당뇨병 환자의 치료는 식사요법이 주가 되는데, 즐겁고 맛있는 식사요법을 위해 추천되는 것이 바로 감자다. 정해진 에너지에 맞추어 영양 밸런스를 취한 식사를 해야 하는 당뇨의 식이요법에 알맞은 감자 효능이 있다.

◆ 고혈압 개선 및 혈액순환

감자에는 칼륨이 많이 함유되어 있다.

칼륨은 체내에 쌓여 있는 나트륨을 몸 밖으로 배출하기 때문에 소금으로 인한 고혈압을 예방 및 치료한다. 그래서 과식하거나 짜게 먹은 다음 날 아침에 감잣국이나 감자수프를 먹으면 부기가 쉬 빠진다.

칼륨은 또 혈액순환을 도와 혈압을 낮춘다. 맵고 짠 음식을 즐기고, 10명 중 3명이 고혈압 환자인 한국인의 밥상에 감자가 빠지면 안 되는 이유다.

고혈압이 있는 사람들은 감자를 소금에 찍어 먹으면 안 된다.

◆ 암 예방

감자는 암 예방, 암 치료, 발암물질 중화 효능이 있다.

감자에는 또 비타민 B 복합체의 일종인 판토텐산도 풍부하다. 비타민 C

와 판토텐산은 점막을 강화하는 작용을 해 위암, 폐암, 자궁암 같은 점막에 생기는 암(한국인에게 흔한 암이기도 하다)의 예방에 큰 힘을 발휘한다.

또 세포의 돌연변이를 막음으로써 암을 예방하는 클로로겐산과, 활성산소를 중화해 항암작용을 돕는 항산화성분이 풍부하다.

감자에 든 비타민류는 전분에 의해 보호되므로 가열해도 손실이 적다.

◆ 피부미용

감자의 비타민 C는 콜라겐 조직을 강화하여 피부의 노화를 방지하고, 멜라닌 색소의 형성과 침적을 막아 피부의 흑변과 검버섯, 주근깨 등의 발생을 억제하여 맑고 깨끗한 젊은 피부를 유지하게 한다. "감자를 먹으면 예뻐진다"는 말이 있을 정도로 피부미용에 좋은 효능이 있다.

감자 속 비타민 C는 피부재생과 미백효과가 탁월해서, 자외선에 그을려 빨갛게 변한 피부를 진정시키는 데 효과적이라 여름철에 감자 팩을 자주 해주면 좋다.

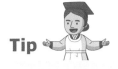
Tip

- 감자의 싹이 돋는 부분은 솔라닌이라는 독성이 있으므로 싹이 나거나 빛이 푸르게 변한 감자는 먹지 않는 것이 좋다.
- 감자 보관법은 먼저 종이 상자나 바구니에 담아 햇볕이 들지 않도록 검은 비닐이나 신문지로 덮어 바람이 잘 통하는 곳에 보관하는 것이 좋다.
- 감자를 보관할 때 사과 1~2개를 함께 넣으면 효소작용을 해 싹이 나는 것을 방지할 수 있다.
- 건강을 생각한다면 깨끗이 씻어 껍질째 삶아 먹는 것이 좋다.

밥상 위의 보약, 상추와 상추씨

상추는 맛은 쓰면서도 달고, 향은 은은하면서도 독특해 사계절 식욕을 돋우는 별미 채소이다.

상추는 식탁 위의 보약으로 한약재 명으로는 와거(萵苣), 씨앗은 와거자(萵苣子)라고 한다. 한의학에서 와거와 와거자는 성질은 약간 차고 위장, 간장, 신장에 주로 작용하는 것으로 본다.

고구려 시대에 쓰인『향약구급방』에 보면 "고려 사신이 가져온 상추씨앗은 천금을 주어야만 얻을 수 있다"면서 '천금채(千金菜)'라 하였고, 약용으로 쓰였다는 기록이 있다.

그러면 상추의 효능은 어떤 것이 있는지 알아보도록 하겠다.

◆ 불면증

불면증으로 잠들기 어렵고, 자다가 새벽에 자꾸 깨는 사람들은 상추를 많이 먹는 것이 좋다.

"상추 대궁(줄기)은 시어머니께 드린다"라는 속담이 있다.

상추 대궁을 꺾어보면 우유처럼 뽀얀 즙액이 나오는데 이것은 락투세린과 락투신 성분이다. 락투카리움은 알칼로이드 계열의 쓴맛을 내는 물질로 락투신, 락투세린, 락투신산으로 이뤄져 있다. 이 성분들은 아편(opium)처럼 진통작용과 최면작용이 있어 졸음을 유발할 수 있다.

진통, 진정, 최면 효과가 있으면서 마음을 편안하게 하고, 짜증이나 신경질을 잠재워 주니 시어머님께 드릴 만하다.

상추쌈을 많이 먹은 날은 자꾸 졸린 경험이 있을 것이다. 상추엔 잠을 오게 하는 멜라토닌 성분이 많아서 그렇다. 상추는 청상추, 적상추 가리지 말고 되도록 줄기, 대궁도 다 먹는 것이 좋다.

• 와거자·산조인차

상추씨앗 5g, 산조인 10g, 대추 5g, 계피 5g에 물 2L를 넣고 1시간 동안 은근히 끓여 하루 종일 물 대신 마신다.

• 상추주스

상추 30g, 바나나 20g, 호두 10g에 우유 200mL를 넣어 갈아서 잠자기 1시간 전에 마시면 숙면에 도움이 된다.

◆ 고혈압, 고지혈

한방에서 상추는 경맥을 잘 통하게 하고, 청열하고, 청혈하며, 혈행을 개선하고, 혈액 해독을 한다고 본다. 『본초강목(本草綱目)』에 보면 "상추는 가슴에 뭉쳐진 화(火)를 풀어주며 막힌 경락을 뚫어준다"라고 했다.

상추의 마니톨(mannitol)과 식물성 섬유소는 혈액순환을 촉진시키고, 콜레스테롤을 낮추어 혈압 강화 및 고지혈 개선에 도움이 된다.

되도록 항산화 성분, 무기질, 철분, 비타민 등의 함량이 높은 대궁과 잎줄기 부분을 먹는 것이 좋다. 이때는 체내 나트륨 배출에 도움이 되는 칼륨 함량이 풍부한 채소나 과일과 함께 먹으면 더욱 좋다.

담·신장 질환이 있는 사람들은 칼륨 함량이 지나치게 높은 식품은 소량만 복용하기 바란다.

• 와거자·금은화차

상추씨앗 5g, 금은화 5g, 산약 10g에 물 2L를 넣고 1시간 동안 은근히 끓여 하루 종일 물 대신 마신다.

• 상추주스

상추 30g, 토마토 20g, 키위 20g에 요구르트 200mL를 넣어 갈아서 식사 1시간 전에 마시면 도움이 된다.

◆ 전립선 및 소변불리(小便不利)

전립선이나 신장 기능 약화, 방광 기능 약화 등으로 오줌 줄기가 시원치 않아 소변을 찔끔거리고, 눠도 눈 것 같지 않고, 팬티에 자꾸 지리는 빈뇨, 폐뇨, 잔뇨 등의 소변불리가 있는 사람들은 상추를 자주 먹는 것이 좋다.

상추의 카로틴 성분이 전립선암 예방에 도움이 되며, 상추는 체내 수분 대사를 원활하게 하고, 배뇨 기능을 촉진시킨다.

• 상추 셰이크

하루에 상추 30g, 상추씨 5g, 블루베리 5g에 요구르트 200mL를 넣어 갈아 마신다.

◆ 변비 예방 및 완화

상추에는 많은 양의 섬유소가 들어 있고 상추의 95%는 수분으로 이루어져 있어, 변이 딱딱하게 굳은 변비 환자가 먹으면 도움이 된다.

또한 상추엔 수분, 식이섬유, 비타민, 미네랄 등이 풍부하므로 장운동을 도와주고, 신진대사를 촉진시켜 배변활동을 도와준다.

• 와거자 셰이크와 죽

상추씨 5g, 흑임자 10g, 들깨 10g, 두유 한 팩을 갈아 그대로 마셔도 되고, 여기에 상추, 당근, 양파 등을 적당히 넣어 죽을 만들어서 자주 먹어도 된다.

◆ 눈 건강

상추는 눈 건강 즉 백내장, 녹내장 등 망막질환 예방, 시력강화, 시신경 강화 등에 도움이 된다. 상추 씨방과 줄기엔 '베타카로틴과 루테인'이 풍부해서, 보호안청(保護眼睛) 한다.

상추에 있는 비타민 E와 카로틴(carotin) 등은 정상 시력 유지를 도와주어 눈물이 마르거나 눈의 피로를 예방한다.

• 상추 대궁 나박김치

상추 대궁은 나박나박 썰어 물김치에 넣거나, 상추 씨방이 여물기 전에

미나리, 깻잎, 부추와 섞어 전을 부치면 별미다.

◆ 음낭, 고환종통

음낭, 고환종통은 남성들이 잘 겪는 질환이다. 음낭이 붓고 아프고, 아랫배가 당기고, 고환이 오므라들고, 고환 아래가 축축해진다.

음습한 곳이나 의자 등에 오래 앉아 있게 되어 기혈이 응결되었거나 스트레스, 분노 등으로 간과 신장의 기가 울체되면 오는 질환이다.

• 와거자·건강차 섭취방법

상추씨 10g, 건강 10g, 계피 10g을 물 2L에 넣고 1시간 동안 은근히 끓여 하루 종일 물 대신 마신다. 일주일에 3일, 6개월 정도 꾸준히 마시면 큰 도움이 된다.

◆ 빈혈

만성 빈혈이 있거나, 무기력하고 기운이 없을 때에도 상추가 좋다.

특히 철분이 부족하면 빈혈이 오기 쉽다. 상추에는 철분, 무기질, 비타민 C가 풍부해서 빈혈에 효과가 좋다.

경기도 농업기술원은 상추와 적겨자에 철분 함량이 높은 것을 확인하고 집중 연구한다고 한다. 빈혈 있는 사람들은 상추와 적겨자를 많이 먹자.

◆ 산모 유즙분비 촉진

예부터 한방에서는 출산 후 젖이 잘 안 나오는 산모에게는 '저제탕'이라고 해서 사물탕에 돼지발톱, 천산갑, 조각자를 가미한 처방을 하였다. 이때에 상추씨앗을 한줌 넣어 같이 달여 복용하게 되면 '유즙불통 하유즙' 하여 젖이 잘 나오게 한다.

• 저제탕(猪蹄湯)

돼지 족 4개, 상추씨앗 100g, 천궁 10g, 당귀 10g, 숙지황 10g, 백작약 10g, 천산갑 7g, 조각자 7g을 넣고 푹 고아 국물과 건더기를 모두 복용한다.

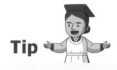
Tip

- 상추의 메틸메티오닌 성분이 알코올 섭취로 발생한 아세트알데히드 분해를 돕는다.
- 상추는 성질이 차서 숙취를 일으키는 간을 맑게 청열시킨다.

유튜브 채널 '허준할매 건강TV'

남녀노소 대표 보양식 '흑염소육린주'

남녀노소 누구에게나 좋은 보양식, 단 하나 추천하라면 그 대표가 될 만한 보양식이 '흑염소육린주'다.

흑염소 하면 흔히 여성에게 좋다고 알려져 있으나 실제로는 남녀노소 누구에게나 다 잘 맞는 좋은 보양식이다. 흑염소는 강한 야생성, 지구력, 생명력을 가지고 있다. 왕성한 소화력으로 거친 나무껍질, 솔잎, 뽕잎, 산야초 등 닥치는 대로 먹어대는 특성이 있어 질병에 대해서도 강한 저항력을 가지고 있다. 약용동물로서의 최상의 조건을 갖춘 셈이다.

『동의보감』, 『명의별록』, 『본초강목』, 『한국식품연구원』 등의 자료를 근거로 흑염소의 효능을 살펴보면, 약성은 따듯하고, 비·위장을 보하며, 양기를 길러준다. 여기에 더해 뼈 튼튼, 근육 튼튼, 신장 튼튼, 심장 튼튼, 폐기 강화, 원기회복, 노화방지, 빈뇨 완화, 심신안정, 성장기 어린이들 키 성장, 두뇌 발달, 임산부 보혈작용 등에 효능을 보이는 뛰어난 약재다. 사람들이 흑염소, 흑염소 하는 데에는 다 이유가 있는 셈이다.

자 그럼 구체적으로 누구에게 어떻게 좋은 건지, 어떻게 복용해야 효과를 볼 수 있는 건지 자세히 알아보자.

□ 흑염소의 효능

① 남성 정력증강 및 지구력 증강

흑염소의 효능 하면 단연코 자양강장, 신장기능 강화라고 할 수 있다.

흑염소의 핵심 성분은 아라키돈산이다. 아라키돈산은 성호르몬과 성장호르몬 분비를 왕성하게 하며 양기보충, 건강한 정자 생성, 발기부전, 조루, 남성불임, 남성갱년기 완화 등에 큰 도움을 준다. 실제 남성 성기능 개선에 좋다고 알려진 아연이 쇠고기의 2배 이상, 17종의 필수 아미노산은 소, 돼지, 닭고기에 비해 10배 이상이나 된다고 알려져 있을 정도다.

② 여성 갱년기 완화 및 자궁질환 개선

예로부터 여성이 40세 전에 흑염소 3마리를 먹으면 만병을 막을 수 있다는 말이 있다. 이처럼 흑염소는 한의학적으로 따뜻한 약성이며 비·위장 강화, 신장 강화 효능이 있어 여성들의 대표 질병인 소화불량, 여성갱년기, 수족냉증, 자궁냉증, 냉·대하증, 생리불순, 산후 풍, 불임, 전신통증 등을 예방하거나 치료하는 데 큰 도움을 준다. 또한 불면증, 불안감, 우울증, 의욕저하, 질 건조증 등에도 효능을 보인다.

③ 성인병 예방

성인병 하면 당뇨, 고혈압, 동맥경화, 간질환이 대표적이라고 할 수 있다. 그렇다면 흑염소의 질병별 효능은 어떻게 될까?

◆ 당뇨

흑염소의 핵심 성분은 불포화지방산인 아라키돈산이다. 그런데 실제 당뇨 쥐에게 아라키돈산을 투여한 결과 췌장세포를 파괴하고 인슐린 분비를 방해하는 성분을 낮추었다는 연구 결과가 있다. 한편 당뇨 하면 췌장의 인슐린 조절 이상으로 알려져 있지만 신장 건강 역시 영향을 끼친다는 사실은 잘 알려져 있지 않다. 그런데 흑염소는 신장기능 강화에 대표적인 약재라는 점에서 당뇨에 효과가 있다.

◆ 고혈압

흑염소에는 불포화지방산인 올레산과 리놀렌산이 풍부하다. 이 성분은 좋은 콜레스테롤(HDL)은 높이고 나쁜 콜레스테롤(LDL)은 낮추어 주는 것으로 알려져 있다(한국식품연구원, 2005/Nutrients, 2020). 또한 지방이 적은 반면에 단백질이 풍부하여 혈액과 혈관을 튼튼하게 하며 혈전, 동맥경화, 심혈관질환, 뇌혈관질환 등이 예방된다.

④ 기력증강, 피로회복

비·위장, 신장, 심장, 폐장, 간장 등 오장육부에 고르게 작용하는 약재가 바로 흑염소다. 따라서 노인성 소화장애, 식욕부진, 혈 부족, 만성피로, 만성추위, 체력증강 등에 효능을 보인다. 여기에 더해, 세포의 노화를 방지하고, 뇌기능을 개선하기도 한다. 인체에 유해한 포화지방은 적은 반면 양질의 불포화 지방산이 풍부하며 17종의 아미노산과 아연, 칼륨, 무기질 등 우리 몸에 반드시 필요한 영양소 역시 풍부한 덕택이다.

⑤ 뼈·관절건강

『동의보감』에서는 "염소의 뿔은 신경통에 좋고, 등뼈는 허리통증에 좋고, 다리뼈는 통증을 감소시킨다."고 말하고 있다. 또한 현대 의학을 통해 흑염소에 포함된 칼슘은 뼈를 형성하는 중심이 되는 조골세포를 활성화시키고, 뼈를 녹여 파괴하는 파골세포는 억제시키는 것으로 밝혀졌다 (Journal of Nutrition and Health, 2015). 따라서 흑염소는 뼈가 약한 중·노년층의 골관절을 튼튼하게 해서 골다공증이나 골절위험을 감소시키는 데 도움을 준다.

⑥ 어린이건강

흑염소는 어린이 및 청소년의 체력보강, 허약체질 개선, 키 성장, 두뇌발달에 효과가 좋다. 흑염소에 풍부한 양질의 아라키돈산은 세포성장과 두뇌발달을, 칼슘은 뼈 튼튼과 효소의 활성화를, 마그네슘은 정신안정과 호르몬 밸런스를, 철분은 체내 산소 운반과 면역기능 활성화에 효능이 있기 때문이다.

□ 흑염소육린주

① 해발 700m 푸른 산에 자연 방목하고, 항생제를 먹이지 않아 건강한 흑염소 1마리를 준비한다.

② 숙지황 300g, 토사자 300g, 인삼 140g, 백출 140g, 백복령 140g, 백작약 140g, 두충 40g, 당귀 300g, 천궁 80g, 감초 80g을 넣어 준다.

③ 물을 원료 총량의 4배 넣고 8시간 푹 고아 준다.

④ 건더기는 꼭 짜서 버리고 탕액만 복용한다.

⑤ 1일 3회, 1회 80ml씩 복용하면 좋다.

- 복용 시 특별히 가릴 음식은 없으나 열성체질인 경우 구기자 300g을 추가하면 효과가 좋다.

12

암이 아주 싫어하는 식품 10가지
– 암세포 박멸

많은 사람들이 혼동하는 것 중 하나로 암 예방에 좋은 식품과 암 치료 중에 좋은 식품은 다르다. 이번 시간에는 암세포가 아주 싫어하는 식품, 암세포 싹부터 잘라내고 예방하는 식품 10가지를 알아보겠다.

① 우리나라 암 사망률 1위, 폐암엔 양파를 드세요

양파의 대표성분은 퀘세틴. 퀘세틴은 폐질환, 호흡기 질환 예방에 뛰어난 효능이 있다. 양파의 매운맛을 내는 알릴 성분과 껍질의 캠페롤 성분도 항암, 항염효과가 탁월하다. 특히 양파는 껍질에서 속으로 들어갈수록 영양성분이 줄어들어 양파의 중요 성분들은 가장 속과 가장 껍질의 함량 차이가 100~300배나 된다고 한다.

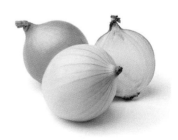

② 침묵의 살인자라 불리는 간암·간경화 예방엔 커피가 좋습니다

"엥! 커피라구?" 언뜻 들으면 의아한 이야기
지만 간암 전문 의사들은 커피를 추천한다. 대
한간암학회와 국립암센터는 커피가 지방간,
간염, 간경변 등에 좋다는 결과를 낸 바 있다.
특히 하루 3잔 이상 마시는 게 좋다고 한다.

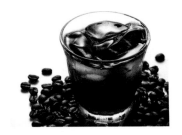

③ 대장암엔 마늘. 특히 흑마늘 많이 드세요

마늘은 대장암, 위암, 폐암 등 각종 악성종
양을 억제하는 효과가 있다. 일주일에 마늘 6
쪽을 먹게 되면 대장암 발병률을 30% 이상 낮
출 수 있다고 한다. 다진 마늘은 몇 분 지나면
항암 효과가 더욱 증가하기 때문에 마늘을 미
리 다져 놓았다가 사용하면 효능이 좋다.

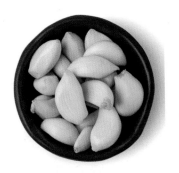

④ 유방암 예방엔 들깨, 참깨, 아마씨를 드세요

들깨, 참깨, 아마씨 등에는 오메가-3 지방산인 리놀렌산과 리그난이 풍부
하다. 캐나다 토론토대학에서는 유방암 걸린 쥐에게 아마씨를 먹이는 실험
을 했는데 암세포 증식이 억제되는 결과가 보고된 바 있다.

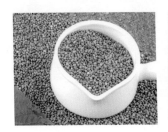
들깨

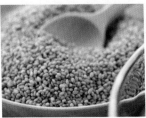
참깨

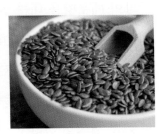
아마씨

⑤ 위암세포가 두려워하는 건 양배추입니다

양배추는 위암, 위궤양, 위염을 막아주고 위
점막을 생성시키는 효능이 있다. 비타민U, 설
포라판 등 항산화 성분의 힘이다. 단, 양배추
는 한의학적으로 보면 찬 성질의 식품이기 때
문에 위장이 찬 분들은 반드시 생강을 첨가하
는 것이 좋다.

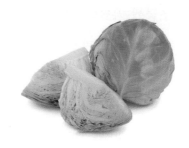

⑥ 전립선암엔 토마토 강추합니다

남자들이여 토마토 요리를 자주 드시라~ 토
마토는 전립선암 예방에 매우 좋다. 국립암센
터에 따르면 토마토의 빨간색을 내는 색소에
든 라이코펜 성분이 전립선암을 예방한다고
한다. 잘 익을수록 항암효과가 더욱 크며, 토
마토는 생으로 먹는 것보다 살짝 익혀서 기름
한 방울 떨구어 먹으면 효능이 올라가는 특징
이 있다.

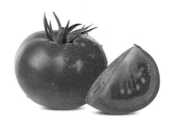

⑦ 혈액암, 혈관질환 예방엔 생강을 드세요

생강은 혈액을 깨끗이 해 주고 심혈관, 뇌
혈관 질환, 혈전, 고지혈을 예방하여 '혈관청
소부'라 불린다. 또한 생강의 진저롤과 쇼가올
성분이 혈액과 혈관이 산화되는 걸 막고 항암
작용을 한다. 생강은 포제 방법에 따라서 생

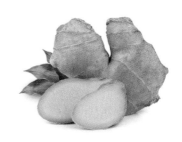

강, 건강, 숙강, 백강, 포강으로 나뉘며 약성이
조금씩 다르다. 혈관, 혈액 등에는 생강을 편
썰어서 살짝 쪄 발린 숙강을 권한다.

⑧ 신장암 예방엔 카레, 즉 강황을 드세요

서울대약학대학 연구팀은, 강황의 커큐민
이 암세포가 스스로 자살하도록 유도한다는
결과를 밝혔다. 더 이상 암세포가 증식하지 못
하게 '암화작용'을 차단하는 원리다. 커큐민은
장내에서 '테트라히드로커큐민'이라는 강력한
항산화 물질로 바뀌어 항암 효능을 보여 준다.

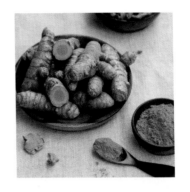

⑨ 췌장암 예방에 좋은 식품은 구기자입니다

췌장암이 무서운 건 발병 후 생존율이 5%
이하로 모든 암 중에 가장 생존률이 낮아서이
다. 항암 치료의 효과가 낮으며 췌장은 다른
장기들에 둘러싸여 있어 조기 발견도 매우 어
려운 편이다. 그렇기 때문에 췌장암은 반드시
예방하는 것이 중요하다. 구기자에 들어 있는
베타인 성분은 췌장의 랑게르한스섬을 자극
하고 인슐린 분비를 촉진, 손상된 지방간을 재
생, 카르티닌을 생성해 신장을 보호한다.

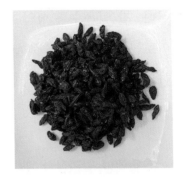

⑩ 자궁암. 난소암 예방에는 부추를 드세요

부추는 자궁과 신장을 따뜻하게 하고, 남녀 양기를 길러주고, 자궁의 어혈을 풀어주며, 호르몬 분비를 촉진시키고, 남녀 정력증강에 효과가 좋다. 이는 부추에 포함된 알리신의 기능으로 알리신은 생으로 먹어야 영양소 파괴가 적으니 부추겉절이에 아마씨나 참깨를 솔솔 뿌려 먹으면 좋다.

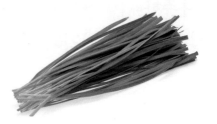

'허준할매標 건강백신'이
많은 분들의 건강과 행복을 지켜 주기를 희망하면서…

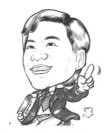

권선복
도서출판 행복에너지 대표이사

2020년 코로나-19로 인해 전 세계가 몸살을 앓고 있다. 확실한 코로나 바이러스 백신이 나오지 않은 현재, 신종 바이러스와의 전쟁에서 가장 중요한 것은 건강에 대한 정확한 지식과 정보이고, 이것은 곧 사람의 생명을 지키기 위한 최고의 전략인 셈이다.

이 책의 저자 최정원 한의학박사는 오랫동안 국민건강 증진 및 질병의 치료와 예방을 위하여 한방약초의 올바른 정보와 사용법을 전달하고 알리는 일에 힘써 왔다. 세계 최초이자 세계에서 유일하게 통증 없이 채혈이 가능한 '무통채혈침' 개발에 성공하였고, 최 박사가 개발한 '무통 채혈침·기'가 K방역 '코로나-19 항체 진단키트'에 들어가게 된 것이 그 방증이다.

유튜브 채널 <허준할매 건강TV>는 의료 분야 콘텐츠로는 드물게 채널을 개설한 지 1년 만에 구독자가 50만 명을 넘어서고 있다. 이는 '자신이 올리는 강의 동영상이 한 사람의 병든 생명을 구한다면 그것은 곧 우주 전체를 구하는 것'이라는 신념으로, 매 순간 최선을 다해 온 최 박사의 진심이 구독자들에게도 고스란히 전해진 덕분이리라.

코로나-19로 인해 여느 때보다 건강에 대한 열망이 높아진 요즘, 양질의 건강 정보와 팁으로 가득한 이 책 『동의보감에서 쏙쏙 뽑은 허준할매 건강 솔루션』을 출간하게 되어, 출판사의 수장으로서도 무척 보람을 느낀다.

이 책은 공감하기 어려운 전문적인 의학상식을 나열해 놓은 책이 아니다. 허준할매 최정원 박사가 오래전부터 연구하고 경험하고 소통하여 체득한 한방약초의 올바른 정보와 사용법들을 한 권의 책에 집약시켜 놓은 건강종합서인 동시에 면역력을 높여주는 건강백신으로서 누구나 쉽게 사용이 가능하다.

바이러스에 대항하여 백신을 맞듯 『동의보감에서 쏙쏙 뽑은 허준할매 건강 솔루션』을 통하여 건강을 지키는 습관을 키우고, 본문에 나오는 일례들을 따라 실행으로 옮긴다면 삶의 질이 한층 더 높아질 수 있을 것이라 확신하며, 독자 여러분 모두 허준할매標 건강백신을 맞아 행복과 긍정에너지가 팡팡팡 샘솟기를 기원 드린다.

Miracle capsule
미라클 캡슐

끈질긴 생명력 미네랄 **면역식품**
건강한 사람들의 웰빙 라이프 식품

인산죽염(주)
5대 150년 한의학 명가

피부 건강에 도움
염증 개선

면역력 증진
구리 9mg

듀얼케어 기능성
간기능 개선 피로회복

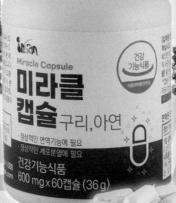

아연
정상적인 면역기능에 필요
정상적인 세포분열에 필요

구리
철의 운반과 이용에 필요
유해산소로부터 세포 보호

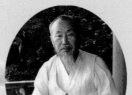

인산 김일훈 선생
죽염 발명가, 한방암의학 창시자

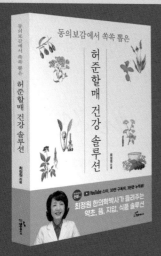

생명을 살리는 기업 인산죽염(주)

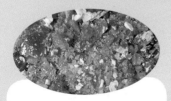

미라클 캡슐

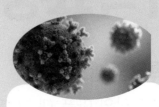

난담반 효능

건강기능식품의
원료인 황산동(광물
성한약재 담반)과
난백(달걀흰자위)을
합성한 물질

법제한 난담반은
각종 염증, 난치병,
암, 피부병 치료에
탁월한 효과

죽염의 효능

변비, 숙변제거,
구취제거
여드름, 피부미용,
축농증에 탁월한 효과

불순물(노폐물) 배출,
독성배출, 해독,
건강한 세포재생
촉진

면역천재

코로나19에 대한
저항성 확인

일반인보다 46배의
염증이 폐에 퍼져 있
던 코로나19 확진자
는 미라클캡슐
복용 후 7일 만에
건강을 회복

'난담반' 효능 30여년간 검증 **각종 항염·항암 치료에 탁월**

코로나 환자 99% '건강회복' **코로나 확진자 효과 탁월**

Miracle capsule

인산선생의 활인구세 정신을 계승하여 그대로
제조하였으며, 죽염, 난담반, 약긴장 사리장, 유황오리 등
건강증진 질병개선, 항암효능이 있는 천연물질을
연구하고 개발하여 제조판매하고 있습니다. 일체의
첨가물을 사용하지 않고 100% 천연식품만 제조합니다.

인산죽염 대표이사 (한의학 박사)최은아

가족요양 제도

가족요양제도란?

65세 이상의 아픈 내 가족을 직접 모시면서 급여를 받을 수 있는 제도

가족요양의 조건

1. 모시는 사람은 요양보호사 자격증을 취득해야 합니다.
2. 모시는 사람이 다른 일을 한다면 월 160시간보다 적게 일해야 합니다.
3. 그리고 모심을 받는 어르신은 고혈압, 뇌졸중, 치매 등 노인성 질환을 가진 어르신들에게 발급되는 노인장기요양보험 등급을 받아야 합니다.

케어링이란?

국가에서 센터에게 지원금을 주고, 센터에서 요양보호사에게 급여를 나눠줍니다. 그래서 센터마다 모두 급여가 다릅니다.
케어링은 전국 최고 수준의 급여를 드리고, 전국적으로 이용이 가능한 센터입니다. 또한 사회적 기업을 추구하는 법인으로 투명하고 믿음직하게 요양보호사분들을 관리합니다.

2021년 1월 기준 가족요양 90분의 경우, 케어링에선 월 88만 원의 급여를 받을 수 있습니다.

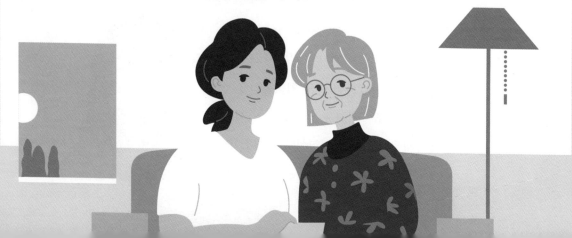

케어링에서 가족요양을 시작하세요

케어링에서 가족요양 보호사님이
받으실 수 있는 급여는

90분 기준
연 1,056 만원

✓ 가족요양 (90분)
28,400원

✓ 가족요양 (60분)
21,200원

✓ 일반요양 (시급)
11,400원

케어링은 정부가 정한 인건비 비율보다 높은 기준으로 급여를 제공합니다.

이미 전국에 1,100명이 넘는 요양보호사님들이
높은 급여를 받고 계십니다. 지금 바로 전화주세요.

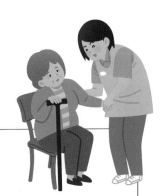

 케어링 방문요양

www.caring.co.kr **1522-6585** ☎

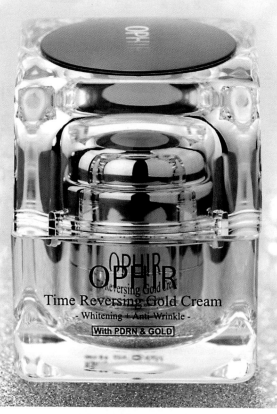
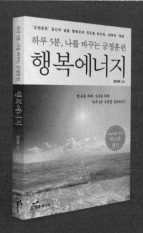